AF344060

OBSERVATIONS

SUR

LE TÉTANOS;

Ses différences, ses causes, ses symptômes, avec le traitement de cette maladie & les moyens de la prévenir.

PRÉCÉDÉES

D'un Discours sur les moyens de perfectionner la Médecine-Pratique sous la zone torride.

Suivies d'Observations sur la santé des femmes enceintes dans ces Régions ; leurs maladies aux différentes époques de la grossesse ; l'accouchement & ses suites ; la conservation des nouveau-nés jusqu'à l'adolescence.

Terminées par le rapprochement des vices & des abus des hôpitaux d'entre les tropiques, & les moyens d'y remédier.

PAR M. DAZILLE.

Pour servir de développement & de suite à ce que cet Auteur a écrit du Tétanos dans ses Ouvrages sur les maladies des Nègrse, & sur les maladies des climats chauds.

Il ne suffit pas au Médecin de bien ordonner, il faut encore qu'il fasse concourir le malade lui-même à sa guérison, ainsi que tous ceux qui le soignent, ou de qui son fort peut dépendre.
HIPPOCRATE, Aphorisme I.

A PARIS,

Chez PLANCHE, Libraire, rue neuve de Richelieu-Sorbonne.

M. DCC. LXXXVIII.

Avec Approbation, & Privilége du Roi.

A MONSIEUR,
MONSIEUR A. PETIT,

Docteur Régent de la Faculté de Médecine de Paris, Professeur d'Anatomie & de Chirurgie au Jardin Royal, ancien Inspecteur des Hôpitaux Militaires du Royaume ; de l'Académie des Sciences de Paris & de Stockholm, &c. &c.

MON MAITRE,

J'ai suivi vos savantes leçons pendant plusieurs années ; c'est après avoir puisé dans ces sources fécondes, que j'ai pratiqué la Médecine & la Chirurgie entre les tropiques.

Cet Ouvrage étant le fruit de vos principes, je vous prie d'en agréer l'hommage public, comme un tribut de ma vive reconnoiſſance, de mon reſpect & de mon inviolable attachement. Puiſſent ceux qui vous connoiſſent, puiſſent ſurtout mes Condiſciples le trouver digne de vous être offert!

DAZILLE.

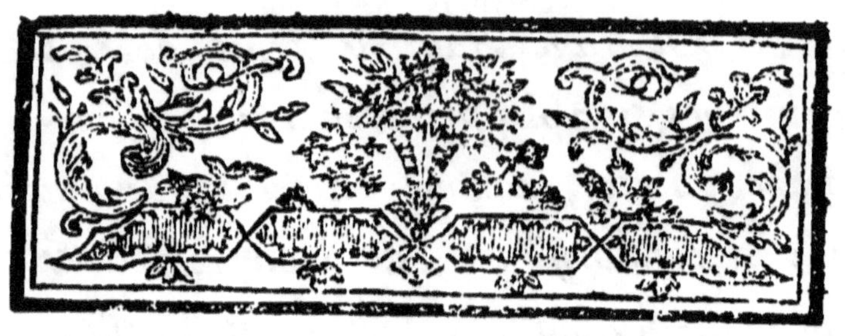

DISCOURS

LES MOYENS DE PERFECTIONNER

LA MÉDECINE-PRATIQUE

ENTRE LES TROPIQUES.

Sɪ l'on confidère avec attention le nombre & l'étendue des connoiſſances locales que le Médecin, arrivant dans une Colonie, doit indiſpenſablement acquérir pour être en état d'y exercer utilement ſon état, quelqu'inſtruit, quelque laborieux qu'il ſoit d'ailleurs, & quelque zèle qu'on lui ſuppoſe, on ne ſera pas ſurpris que la Médecine ait fait

A

fi peu de progrès fous la zone torride.

En effet, la fituation des lieux & leurs productions, l'air & les variétés de fa température, le climat & fes influences diverfes, celles des vents le plus ordinairement régnans, les marais, leurs effets plus ou moins funeftes en raifon de leur proximité ou de leur éloignement des habitations & des villes ; les qualités des eaux, le genre de vie des habitans, leurs mœurs, leur nourriture, leurs travaux, & jufqu'à leur manière de fe vêtir : tels font les objets qui doivent fixer la première attention de l'homme de l'art, & qui lui préfentent une fource intariffable d'obfervations utiles ; telle eft, en un mot, l'étude qui doit précéder fa pratique, s'il defire fincèrement de bien mériter de l'humanité, de fes concitoyens & du Gouvernement.

Les premiers établiffemens que les Européens ont faits dans les vaftes régions de la zone torride, fe font formés avec lenteur, &, pour ainfi dire, en

tâtonnant. Cette incertitude étoit inévitable dans des temps où les lumières
& les connoiffances néceffaires man-
quoient pour prévoir, faifir & prévenir
les effets des différences extrêmes qu'on
devoit rencontrer en paffant rapidement
des climats tempérés dans les climats
brûlans : auffi des épidémies, non moins
défaftreufes qu'inattendues, ont - elles
fouvent forcé les premiers Colons de
changer de fite, & même d'abandonner,
pendant des fiècles, le pays qu'ils vou-
loient établir.

Combien de milliers de ces hommes,
ainfi tranfplantés, ont péri pour avoir
ignoré les préceptes fages & lumineux
d'Hippocrate, fur les diverfes influences
de l'air, ou pour avoir imprudemment
négligé de s'y conformer! Suivant les
révolutions de chaque faifon, les changemens arrivés dans l'atmofphère & le
fite des lieux, ce Prince de la médecine
prédifoit le genre de maladie qui alloit
régner dans telle ou telle contrée. Ce

ſage & profond Obſervateur fait dépendre de ces circonſtances, non-ſeulement le plus grand nombre des maux
phyſiques qui aſſiégent l'humanité, mais
encore la majeure partie de nos affections morales. Il va enfin juſqu'à en dé-
duire la diverſité des uſages des Peuples,
& celle de leurs gouvernemens.

C'eſt en ſuivant les traces de ce grand
homme, qu'en Europe pluſieurs Médecins célèbres nous ont tranſmis la connoiſſance des maladies particulières
aux habitans des zones tempérées.

Celles qu'on éprouve entre les tropiques ſont reſtées preſqu'inconnues; les
plus fréquentes, telles que les putrides-
malignes; comme les plus rares, telles
que le tétanos.

Parcourons les cauſes de ce retarde-
ment funeſte.

Dans les premiers temps de ces établiſſemens au-delà des mers, il n'y a
paſſé qu'un très-petit nombre de Médecins. Aujourd'hui même, les Iſles de

France & de Bourbon n'en ont qu'un (1), & notre Colonie de Cayenne, ainſi que nos peuplades de la province de Guyane, n'en ont point, malgré la fréquence des maladies qu'éprouvent les habitans de ces contrées (2).

Avant de paſſer dans les Colonies, le plus grand nombre des Médecins, n'ayant point été préparés en Europe à l'exercice des différentes branches de l'art de guérir, ſur-tout de la chirurgie (3), n'ont pu pratiquer que celle à laquelle ils ſe font conſacrés ; & dans ces

––––––––––––––––––––

(1) Encore eſt-il membre du Conſeil Souverain.

(2) Le Canada, partagé dans ſa vaſte étendue en trois Gouvernemens, n'a eu qu'un ſeul Médecin qui faiſoit ſa réſidence à Quebec : encore la place eſt-elle reſtée vacante pendant plus de dix ans, c'eſt-à-dire, depuis la mort de M. Gautier, juſqu'à l'arrivée de M. le Beau, au moment du ſiège de Quebec. Les Iſles Royales & Saint-Jean, ainſi que nos établiſſemens de l'Acadie, n'en ont jamais eu.

(3) *Voyez* pag. 151 & ſuivantes, maladies des climats chauds.

A 3

climats, plus encore que dans nos campagnes d'Europe, le Médecin doit posséder la connoiſſance de toutes les parties de l'art, pour être en état de remplir, ſeul, les fonctions de pluſieurs ſujets ſouvent diſperſés, & qu'une multitude de circonſtances, telles que le débordement des rivières, &c., peuvent empêcher de raſſembler dans des momens où la réunion de leurs ſecours eſt indiſpenſable.

Les uns, par inconſtance ou par d'autres motifs, ſe ſont appliqués à la connoiſſance des loix, & ont été faits Conſeillers des Cours Souveraines de ces établiſſemens; d'autres ont fait leur unique occupation de l'hiſtoire naturelle, ou de la botanique ſeulement; il en eſt enfin qui ſe ſont excluſivement livrés à l'agriculture; de ſorte que les uns & les autres ſe ſont tellement éloignés de la pratique médicinale, qu'en 1763, j'ai vu à Cayenne M. Artur, Médecin du Roi, ſe diſpenſer de faire ſes viſites d'hôpital , & confier le traitement de fa femme & de fes enfans à un Chirurgien de la ville, pour fe livrer tout entier aux affaires du Confeil : indifférence encore plus étonnante & plus répréhenfible dans une Colonie où l'art a d'autant plus à faire , que l'air des marais diminue confidérablement les forces vitales.

L'opinion a marqué le rang de Médecin au deffous de celui de Confeiller : voilà la fource de cette cumulation d'états, ou plutôt de ces *métamorphofes*.

C'eft encore l'opinion qui a particulièrement donné le non de *favant* à ceux qui ne s'attachent qu'à l'anatomie, à la chymie, à la botanique, ou à telle autre branche de l'art (4). C'eft elle encore qui , dans d'autres temps, a marqué moins d'égards pour les Médecins qui en ont

---

(4) Je fuis bien éloigné de leur refufer ce titre : ils font trop utiles à l'art entier par les progrès qu'ils lui font faire; ils paffent leur vie à étudier, à approfondir la branche à laquelle ils fe font attachés, & quelques

exercé toutes les parties ; l'illusion & le préjugé ont même été portés jusqu'à considérer ceux qui s'occupent de cet ensemble, comme des *amphibies*. Mais, dans un siècle éclairé, des erreurs si préjudiciables au bien public & à l'humanité, ne peuvent qu'être rejetées.

Le Médecin-praticien des Colonies n'obtiendra jamais que des succès médiocres, peu soutenus, une réputation éphémère, si, avant de se consacrer à la pratique, il n'a étudié dans nos meilleures Universités, & d'une manière distinguée, l'anatomie, la physiologie, l'hygiène, la pathologie, la botanique, la

---

mois d'étude rendent le Médecin-praticien possesseur de leurs découvertes. Mais, si celui-ci leur doit ses applaudissemens, gardons-nous de marquer moins de considération pour le Médecin qui, réunissant dans sa tête, & pouvant exercer les différentes branches de l'art, devient si précieux dans les Colonies, où, comme nous venons de le dire, la réunion des sujets divers qui n'en possèdent qu'une, est souvent indispensable & presque toujours impossible.

chymie, les effets que les différens poifons produifent, la chirurgie dans toutes
fes parties, la médecine civile, la médecine criminelle ou du barreau, enfin la
médecine-pratique.

Ajoutons qu'il doit s'être préparé à
cette étude par celle des fciences pré-
liminaires, & fur-tout de la phyfique
qui fert de bafe & d'appui à toutes les
branches de la Médecine dont les détails
& les développemens s'éclairent & fe
foutiennent réciproquement.

Si l'on fouffre que le *commun* des
Médecins n'ait que des idées générales
& fuperficielles de ces différens objets,
cette tolérance ne doit jamais avoir lieu
à l'égard du Médecin du Roi de chaque
Colonie, qui a continuellement des milliers de malades à conduire, des Officiers de fanté à éclairer, à diftribuer, à
maintenir, & auxquels fa primauté, les
devoirs de fa charge, les ordonnances
de nos Rois & le bien de l'humanité,
font une loi d'expliquer, en abrégé, la

théorie & la pratique de ce grand art, les liaisons & les rapports que ses parties ont entre elles; & de faire exactement, en leur présence, l'inspection des cadavres, pour donner ensuite le reste du temps à sa correspondance.

Le Médecin dont la capacité ne peut embrasser l'ensemble des différentes branches de l'art, qui n'a ni le talent de les transmettre, ni les qualités nécessaires pour remplir dignement des fonctions d'une telle étendue, les perfectionner & les rendre utiles à chaque instant, loin de solliciter une place de cette importance, doit au contraire la refuser, parce qu'au lieu de se faire honorer, il tombera infailliblement dans le mépris.

Mais l'homme de l'art, qui en possède à fond toutes les parties, saisit facilement l'état de chaque malade; distingue la maladie principale de ses complications physiques & morales, si multipliées entre les tropiques; n'emploie que des remèdes simples, énergiques, peu variés,

& fur-tout bien indiqués (5); imite la nature dans fes opérations; calcule les forces vitales au flambeau de l'expérience; tourne à l'avantage du malade la grande action ou la foiblefse; fait connoître à fes fous-ordres les fymptômes avant-coureurs de chaque crife, & leur apprend à n'en pas confondre l'effet avec celui des remèdes.

Ses ordonnances, de facile exécution, ne rebutent ni fes malades, ni fes fous-ordres; le fervice fe fait avec exactitude; les uns l'attendent pour être foulagés, les autres pour leur inftruction; il lit

---

(5) L'indication faifie, il faut s'en tenir au remède qu'on a jugé le plus propre à la remplir; car rien n'eft fi funefte que d'aller continuellement d'un remède à un autre; en un mot, on doit fuivre en tout les voies de la nature, & n'en être que le miniftre fidèle.

J'ai vu des ordonnances fi furchargées de médicamens contraires à l'état du malade, que leur exécution étoit prefque toujours fuivie des plus funeftes effets. Souvent aufſi leur complication les rendoit impoffibles à exécuter, & cela étoit fi frappant, que les *fous-ordres*, les ferviteurs & les malades eux-mêmes s'en appercevoient.

fur chaque phyſionomie que toutes les eſpérances ſont fondées ſur lui.

Dans les comptes qu'il ſe fait rendre de tout ce qui s'eſt paſſé d'une viſite à l'autre, il encourage par ſa douceur, ſa patience & ſon zèle ; règle toujours le nombre de ſes viſites ſur les beſoins des malades & l'exigence des cas ; prend toutes les précautions pour que le malade ſoit ſecouru à propos, que les entrepreneurs & les fourniſſeurs ne ſe diſpenſent pas, ſous des prétextes ſpécieux, de fournir des alimens de bonne qualité, & que le nombre des Aides-Chirurgiens, des Apothicaires & des Infirmiers ſoit toujours proportionné à celui des malades & à l'eſpèce de maladies, à l'effet d'entretenir conſtamment dans toutes les ſalles la propreté & la ſalubrité, ſans leſquelles on ne peut eſpérer de guériſon.

Toujours occupé des devoirs de ſon miniſtère, il maintient chacun à ſa place ; & de cette harmonie, de ce concours unanime de ſollicitudes, de peines, de foins & de travaux, il réfulte que, dans les épidémies mêmes, il ne perd pas quelquefois le douzième du nombre de fes malades, tandis qu'en d'autres mains il s'en fauve à peine un douzième.

Ce n'eft pas à l'hôpital feulement que le Médecin éclairé & ami de l'humanité trouve dans fes fuccès le prix de fes travaux & de fon zèle. Dans la ville, les citoyens de tout état & de tout rang, s'empreffent de le voir & de l'accueillir avec des diftinctions qui n'appartiennent qu'au vrai mérite. Dans les camps, le foldat reconnoiffant fon bienfaiteur, lui prodigue avec attendriffement les noms les plus chers. Par-tout enfin où le Médecin remplit dignement les devoirs de fon état, il recueille le prix de fon favoir & de fes fuccès.

Le falut des Colonies dépend effentiellement des hommes de guerre & de mer, que S. M. entretient dans ces poffeffions éloignées, & la confervation de ces hommes précieux dépend du traite-

ment de leurs maladies & de la bonne
adminiſtration des hôpitaux. Le Médecin du Roi eſt ſans doute le premier
coopérateur de cette adminiſtration, ou
plutôt le premier mobile; mais comme
il peut, lui-même, éprouver l'influence du
climat, que ſon zèle, ſon ardeur pour
le travail & ſon humanité l'expoſent plus
que tout autre à en ſubir les effets, principalement dans les temps d'épidémie,
il eſt indiſpenſable de lui donner un ſecond, capable de le ſuppléer à chaque
inſtant dans les hôpitaux & dans les camps,
comme auprès des chefs, & qui, pour
cet effet, ſoit également inſtruit, ait
fait les mêmes preuves, & ſoit revêtu
des mêmes qualités. Sans cette ſage précaution, nul ordre permanent à eſpérer
dans la tenue de ces hoſpices. Ces aſyles
ſacrés, loin de fournir des occaſions continuelles de ſoulager l'humanité ſouffrante,
d'acquérir des lumières & de perfectionner la pratique médicinale, continueront
d'être un chaos d'erreurs où l'homme

ſouffrant, l'homme de l'état, feront ſans
ceſſe expoſés à devenir les victimes de
l'ignorance & de la cupidité ; à avoir
pour Médecin l'entrepreneur lui-même,
homme toujours intéreſſé à ne pas fournir les objets eſſentiels à leur guériſon,
& à perpétuer leurs maux.

Les Colonies eſpèrent que le Miniſtre
ſage & éclairé qui les gouverne, les mettra à l'abri des effets de l'entrepriſe, d'autant plus redoutable, que par ſa ſoupleſſe,
ſes intrigues ſecrètes & la fécondité de ſes
reſſources, elle fait quelquefois tourner
à ſon avantage les opérations mêmes deſ-
tinées à la détruire.

Après ce que nous avons dit dans nos
obſervations générales ſur les maladies
des climats chauds, & dans cet ouvrage,
à l'égard de l'ordre & du régime qu'il
convient d'établir dans les hôpitaux des
Colonies, il ne nous reſte qu'à former
des vœux pour que le Gouvernement
veuille bien adopter pour ces établiſſemens les règles ſuivies avec tant de zèle

& d'exactitude dans les hôpitaux, où les Sœurs de Saint-Lazare font chargées de fervir les malades. Il eft de la dernière importance que les ordonnances des gens de l'art foient ftrictement & religieufement exécutées, & que chacun faffe fa charge fans mélange d'aucune autre fonction.

Les vifites des malades d'un hôpital demandent encore, indépendamment du favoir du Médecin, une forte d'habitude que ne peuvent avoir les Médecins des villes. Par l'établiffement d'une feconde place de Médecin du Roi, les hôpitaux ne feront plus expofés à être privés, quelquefois pendant des mois entiers, des vifites de leur Médecin ordinaire (7). A

---

(7) J'ai vu un hôpital de 7 à 800 malades, privé, pendant plus de huit mois, des vifites du Médecin du Roi, qui, après avoir manqué de fuccomber à une maladie des plus graves, a été près d'un an à fe rétablir. C'eft pour éviter cet inconvénient qu'il y a dans les ports de Breft, de Toulon & de Rochefort, jufqu'à trois places de Médecin d'hôpital.

quelque

quelque diſtance de la ville qu'ils ſoient ſitués, l'un des deux Médecins ne pourra ſe diſpenſer d'y coucher, pour veiller lui-même à l'exécution de ſes ordonnances. Cet avantage eſt inappréciable, ſur-tout entre les tropiques, où, dans la plupart des maladies, telles que le tétanos, les putrides malignes, & les inflammations vraies, il eſt ſi important de ſaiſir les ſymptômes dès l'inſtant de leur appari-tion, & d'adminiſtrer auſſi-tôt les remè-des convenables, qu'après leur accroiſ-ſement, il eſt très-difficile d'en arrêter les progrès & les ſuites funeſtes. Souvent même le traitement des autres maladies, mal commencé, entraîne dans ces cli-mats la mort du malade, ou ne lui laiſſe qu'une vie languiſſante.

Tels ſont les vrais, les ſeuls moyens d'établir l'ordre d'où dépend la guériſon des malades. En outre, cette direction bien entendue, permettra de recueillir les obſervations intéreſſantes faites dans chaque hôpital ; & leur réunion à celles que fourniront tous les hôpitaux d'entre les tropiques, servira désormais à éclairer, rectifier ou perfectionner la pratique médicinale des Colonies.

Mais, à la tenue des journaux indispensable pour remplir ces grands objets, & les rendre vraiment utiles à l'avenir, il faut que le Médecin du Roi & son collègue joignent l'enseignement des Aides-Chirurgiens, & que pour cet effet, selon leurs talens, ils donnent alternativement chaque jour & à des heures fixes, des leçons sur les différentes branches de l'art de guérir.

Comme les vrais préceptes de toutes les sciences se tirent de l'exercice & de l'expérience, il n'appartient qu'à celui-là seul qui réunit ces avantages, d'en donner des leçons. Mais les Médecins du Roi ne doivent point entreprendre, surtout dans les premières années, de donner à chaque partie de l'art des développemens aussi étendus que dans nos Universités. Ils feront cependant sentir l'impos-

fibilité d'exercer parfaitement un art de cette importance, fans en poff
éder à fond la théorie & la pratique.

C'eft alors que l'hôpital du Roi deviendra une école de médecine théorique & pratique pour le refte de la Colonie, & que les Ordonnances & Réglemens, qui, avant d'accorder aux Chirurgiens la liberté de pratiquer, les aftreignent à une année d'exercice dans l'hôpital du Roi, cefferont d'être illufoires, & auront leur pleine & entière exécution.

La fageffe des réglemens oblige les Médecins arrivant dans les Colonies, de ne fe préfenter au Confeil pour obtenir le droit de pratiquer, qu'avec une atteftation du Médecin du Roi. Il feroit à defirer que, pour accorder ce droit au jeune Médecin qui auroit moins de deux années d'exercice dans les hôpitaux d'Europe, la même loi l'obligeât de fuivre pendant un an les leçons & les vifites du Médecin du Roi; & qu'à cet effet, il fût tenu de réfider à l'hôpital pendant ce temps, d'y montrer, d'y développer fes talens par l'exercice des différentes parties de la médecine; alors, le Médecin du Roi connoiſſant la capacité, les mœurs & la conduite du fujet, pourroit en toute fûreté lui donner fon atteſtation & s'en rendre en quelque forte le garant auprès des chefs & de la juſtice. Trop d'événe-mens ont juſtifié l'importance de cet objet, pour qu'on ne prenne pas toutes les précautions poſſibles à cet égard.

Anatomie.

Toutes les parties de l'art de guérir peuvent s'enfeigner dans les colonies, même l'anatomie, en prenant le temps & les faifons convenables.

Le Médecin ne doit point être gêné dans fa méthode; mais, là plus qu'ailleurs, il ne pourra enfeigner en été, que l'oſtéologie, la miologie & l'angiologie sèches. Les autres faifons étant affez fraî-ches pour obliger entre les tropiques, & fous la ligne même, à prendre les

habits de drap, permettront les démonf-
tions fur le cadavre.

Il ne s'expofera jamais à difféquer, &
ne permettra jamais qu'on difsèque aucun
fujet mort de maladie maligne, de dyffenterie, ou de maladie éruptive.

Une attention également importante,
c'eft que les ouvertures principales de
fon amphithéâtre, ou falle de difleétion,
foient placées les unes du côté des vents
régnans, & les autres du côté oppofé,
afin qu'à chaque brife on puiffe en renouveler l'air. Les difleétions & les démonftrations doivent être faites pendant
la brife, & le Profeffeur, ainfi que le
profeéteur & les élèves, placés au vent
du fujet. Par ce moyen, on fera exempt
de toute efpèce de danger, même de
ceux que l'on ne peut éviter en Europe,
où les vents font toujours variables.

Il changera fouvent de cadavre, afin
d'éviter les dangers de la putréfaétion qui
empêche d'ailleurs de donner une idée
exaéte des parties. Ces parties doivent

d'abord être préfentées dans leur vraie fituation, enfuite bien détachées de celles qui les entourent, afin de pouvoir les confidérer enfemble & féparément.

Cet objet effentiel dépend du talent du profecteur. Il fera choifi parmi les Aides-Chirurgiens, & formé par le Médecin du Roi, qui conféquemment doit lui-même favoir très-bien difféquer.

Dans les climats les plus chauds, l'on prépare & l'on conferve les animaux rares qu'on envoie figurer dans les cabinets des curieux d'Europe. Qu'on emploie le même temps & les mêmes foins pour l'anatomie de l'homme, on ne courra pas plus de dangers, & l'on fera quelque chofe pour l'humanité.

Il fera même très-utile à la Médecine-Pratique des Colonies, fur-tout à celle du Barreau, que le Médecin du Roi montre à fes élèves la correfpondance qui exifte entre les parties externes & les parties internes les plus effentielles, telles que les vifcères & les gros troncs des vaiffeaux.

Il fera également intéreffant pour les développemens & les progrès de la phyfiologie , de donner, chaque année, deux ou trois leçons d'anatomie comparée, dans lefquelles on fera connoître les différences effentielles qui exiftent dans les parties principales, telles que les vifcères de la tête, ceux de la poitrine & du bas-ventre, entre l'homme & les différens quadrupèdes, les oifeaux & les poiffons.

Sans l'obfervation , on n'aura jamais de Médecin méthodique dans ces contrées éloignées. Le traitement des maladies internes fera livré à l'empirifme , & la chirurgie à une routine aveugle. C'eft par des obfervations exactes & précifes, faites fur des fujets de tout âge & de tout fexe, en fanté comme en maladie , & fur les cadavres, que l'on parviendra à connoître les changemens qu'éprouvent les vifcères. Sans l'obfervation & l'infpection des cadavres, nous ignorerions que dans le *phrénitis*, les vaiffeaux du cerveau & de fes enveloppes, font gorgés de fang jufques dans leurs plus petites ramifications ; que quelquefois dans les pays chauds, le foie prend le double de fon volume, principalement chez les enfans ; & qu'il eft des maladies qui ne font que des dépravations d'organes, caufées par des accroiffemens infiniment petits des parties qui les compofent (8).

___

(8) Tout récemment, M. le Breton, Maître en Chirurgie, & très-bon Anatomifte, a fait l'ouverture du cadavre d'un Officier de cavalerie, âgé de 39 ans, né à Montbéliard, & arrivé depuis peu de l'Inde, où il avoit refté 17 ans, dans les Etats *d'Hyder-Ali-Kan* & *Tipou Sultan*, fon fucceffeur.

Pendant tout le temps que cet Officier a refté en Afie, fon état l'obligeoit à un grand exercice ; il perdoit beaucoup par la tranfpiration ; fumoit, au moins, quinze pipes de tabac par jour, & buvoit ordinairement environ une demi-bouteille d'eau-de-vie.

De retour en Europe, il a changé fa manière de vivre ; il a ceffé de monter à cheval & de fumer. Le tiffu de la peau s'étant refferré par l'action d'un air plus frais, la refpiration eft devenue gênée. Les premiers Mé-

J'infifte particulièrement fur l'anatomie comme fur le premier flambeau de

decins confultés à Paris, ont confeillé à cet Officier
d'aller refpirer l'air natal ; mais ce changement d'air
n'ayant produit aucun effet, les Médecins du lieu l'ont
envoyé aux eaux de Luxeuil, près Plombières. Ces
eaux ayant augmenté l'embarras des poumons, le malade eft revenu à Paris, où on lui a mis un cautère
& confeillé divers remèdes qui n'ont procuré que des
foulagemens momentanés. Alors il a commencé à cra-
cher du pus, & l'engorgement & l'oppreffion ayaut
augmenté par degrés, le malade a été fuffoqué.

Nous avons trouvé le poumon droit entièrement
adhérent à la plèvre, & le gauche rempli de pus; ils
avoient perdu, l'un & l'autre, leur foupleffe, & étoient
devenus plus confiftans que le foie. Mais ce qu'il y avoit
de furprenant, c'eft la dépravation & l'extenfion exceffive de ce vifcère dont le volume eût encore été trop
confidérable pour une poitrine qui auroit eu le double de
capacité.

L'oppreffion & la gêne de ce vifcère étoient telles, que,
même en fuppofant que fes véficules euffent confervé
leur foupleffe, elles n'auroient point eu la liberté de fe
dilater & de fe refferrer pour l'entrée & la fortie de l'air,
fans lefquelles nous ne pouvons vivre. Il faut obferver
que cet Officier avoit de la gêne dans la refpiration avant
fon départ d'Europe, & que, quoiqu'il ait reçu en Afie
plufieurs bleffures, il a toujours continué, après leur
guérifon, de refpirer comme auparavant.

l'art de guérir. Mais, afin que le Médecin du Roi ait le temps de remplir ses différentes obligations, il évitera d'entrer dans des détails anatomiques trop étendus, & se bornera à faire observer les seules découvertes utiles qui ont été faites dans cette science. Dans les siècles & dans les pays où l'anatomie a été ignorée ou négligée, la pratique médicinale n'a été qu'un chaos d'erreurs, un charlatanisme; mais depuis que le Philosophe & le Physicien la cultivent & la chérissent comme le Médecin, les lumières ont peu à peu dissipé les ténèbres de cette funeste ignorance.

L'illustre Descartes s'est occupé pendant onze années, de recherches anatomiques, qui l'ont conduit à espérer qu'avec la science de la médecine, on parviendroit à guérir les maladies de l'esprit. Les vues sublimes & profondes de ce grand homme l'ont porté à penser, le premier, que les opérations les plus secrètes & les plus essentielles de notre machine, s'opèrent dans les plus petits vaisseaux ; que c'est-là que résident les causes de la santé comme celles des maladies les plus obscures ; enfin, qu'à l'aide de l'expérience & des yeux de l'esprit, le Médecin pourroit parvenir à dérober le secret de la nature.

PHYSIOLOGIE.

Immédiatement après le cours d'anatomie, le Médecin du Roi fera celui de physiologie. Il expliquera la nature des parties du corps humain, tant solides que fluides ; la composition, l'union, la disposition, l'action & la dépendance réciproques, qui les font concourir à remplir les fonctions de l'économie animale, parce qu'avant de passer à la connoissance de l'homme malade, il est indispensable de faire connoître l'homme dans l'état de santé, exposé au choc des corps qui l'environnent, à l'impression des fluides qui le pénètrent ; l'harmonie de ce tout admirable, l'équilibre de ses parties, en

vertu duquel toutes fes fonctions s'exer-
cent librement & facilement; les organes nerveux dont les conftitutions diverfes forment les différens tempéramens;
enfin le fluide animal, principe à la fois
de la vie, du mouvement & du fentiment, & dont les modifications font la
fource de la variété des génies & des caractères.

Mais, entre toutes les parties, la phyfiologie eft celle fur laquelle il feroit fur-
tout dangereux de fe livrer à l'efprit de
fyftême. Le Profeffeur, en inftruifant fes
élèves, doit tâcher de les en garantir;
&, pour cet effèt, il évitera dans fes leçons d'entrer dans des difcuffions oifeu-
fes & dans des détails de controverfe,
trop fouvent rebattus; il ne développera
même que les opinions qui lui paroîtront
propres à répandre quelque jour dans la
pratique, & à fervir à la connoiffance
des maladies du climat où fes élèves doivent exercer.

Il ne négligera pas de faire obferver

les changemens essentiels qui surviennent en différens temps dans l'organisation & dans les fonctions de l'homme. Cette connoissance, l'une des plus belles parties de la physiologie, jette une grande lumière sur le vrai mécanisme du corps humain, & devient très-utile au praticien, surtout entre les tropiques, où, plus fréquemment encore que dans les zones tempérées, ces changemens sont accompagnés de symptômes maladifs qu'il est très-important de rapporter à leur véritable cause.

PATHOLOGIE.

Après l'exposition physiologique des fonctions, il convient de faire connoître les dérangemens dont elles sont susceptibles. Cette partie de la médecine, la pathologie, a pour objet les maladies, leurs causes, leurs signes, leurs symptômes & leurs accidens.

Le Médecin des Colonies trouveroit dans les Commentaires de M. *de Haën,*

fur les leçons de Boerhaave, & dans quelques autres ouvrages, d'excellens modè-
les à imiter; mais, n'ayant pas affez de
temps pour fuivre les divifions & fub-
divifions que nous ont laiffé ces hommes
célèbres, il s'occupera d'abord des généralités fur les maladies des folides &
des fluides, fur les aiguës & les chroniques, l'épaiffiffement des humeurs & leur
diffolution, la pléthore & la vacuité des
vaiffeaux, &c. & fe bornera enfuite à
traiter, dans un grand détail, des maladies particulières au pays qu'il habite.
Il en affignera les caufes, en développera les fymptômes, s'attachera fur-tout
à celles qui étant moins connues, font par
conféquent plus difficiles à guérir ; telles,
par exemple, que le *tétanos* & le *caufus*,
dans prefque toutes les poffeffions Européennes entre les tropiques ; la *fièvre
double-tierce de mauvais genre*, à Saint-
Domingue; la *fièvre jaune*, à la Marti-
nique & à la Guadeloupe ; la *dyffenterie
opiniâtre* à Madagafcar; le *barbier* ou

coup-d'air, fur les côtes de la prefqu'Ifle de l'Inde ; enfin les *maladies malignes endémiques*, dans tous les établiffemens placés dans des bas-fonds, voifins des marais & des eaux croupiffantes, parmi lefquels les villes & comptoirs des nations Européennes, fitués fur les bords du Gange, font remarquables.

Le Médecin du Roi traitera auffi de l'inflammation, de la fuppuration & de la gangrène, des fpafmes, des convulfions, de leurs différences, de la fièvre en général, & de chaque fièvre en particulier, qu'il réduira comme elles devroient l'être par-tout, & principalement entre les tropiques, aux *intermittentes*, aux *inflammatoires*, aux *putrides*, aux *putrides malignes* & aux *éruptives*. Il s'attachera fur-tout à bien établir les caractères qui les diftinguent & les différencient, afin de démontrer que cette multitude de fièvres imaginées par les Auteurs de cabinet, ne font réellement, fous des noms différens, que des fub-

divifions des mêmes efpèces de fièvres
dont nous venons de parler, & auxquelles
on doit toujours les rapporter dans le
traitement. D'ailleurs, cette nomencla-
ture eft non-feulement une vaine furcharge pour la mémoire, mais encore
elle peut égarer dans la pratique & devenir très-dangereufe.

MATIÈRE MÉDICALE,
ET THÉRAPEUTIQUE.

Quand le Médecin des Colonies auroit affez de temps pour féparer dans
l'enfeignement la thérapeutique de la matière médicale, ces deux parties font fi
étroitement liées entre elles, que le moyen
de les rendre encore plus utiles, eft de
n'en faire, là & par-tout ailleurs, qu'un
feul & même cours.

Après avoir expofé les généralités fur
les médicamens, principalement fur ceux
que produit la Colonie qu'il habite,
le Profeffeur les divifera par claffes, &
toujours

roujours d'après fon expérience. Il traitera de chacun en particulier, de leur
indication, du temps & de la manière
de s'en fervir. Il fera fentir la néceffité
de n'employer de chaque claffe, que ceux
dont les vertus font bien éprouvées, &
dans quelles circonftances on doit pré-
férer les uns aux autres. Il s'attachera
effentiellement à faire connoître leurs propriétés démontrées par l'expérience ; il
doit même à cet égard, être un criti-
que févère, & rejeter tout médicament
qui ne produit aucun effet (9).

Il y a même des pays où il feroit convenable de réunir dans l'enfeignement la
thérapeutique, la *matière médicale* & la
pathologie, pour n'en faire qu'un feul
cours ; ce qui doit dépendre des occupations du Médecin du Roi, du nombre,
des difpofitions & du temps de fes
élèves, en un mot, des circonftances

____

(9) *Voyez* page 170 , obfervations fur les maladies
des climats chauds.

C

locales qu'il eft toujours très - difficile de, prévoir dans un grand éloignement, même avec une connoiffance très - étendue des différentes Colonies.

BOTANIQUE.

Les leçons de botanique fe borneront à faire connoître les principes conftitutifs des plantes, leur dépendance des qualités du fol, de l'influence de l'air, & leur analogie avec les animaux. Le Médecin du Roi n'anatomifera que les plantes ufuelles, qu'il claffera d'après fon expérience, & particulièrement celles que fournit la Colonie qu'il habite.

Il feroit même à defirer que fes occupations lui permiffent de faire; avec fes élèves, quelques courfes botaniques, afin de leur montrer les variétés & les différences confidérables qui fe trouvent fouvent entre les plantes cultivées & celles des campagnes.

Quoique la connoiffance des vertus médicinales des plantes appartienne à la matière médicale & à la thérapeutique, le Profeſſeur, étant chargé de toutes les parties de l'enſeignement, s'étendra beaucoup ſur leurs propriétés, malgré l'uſage contraire de quelques Univerſités.

Il importe inſiniment que le Médecin ait une parfaite connoiſſance des reſ-ſources locales, pour ne preſcrire à ſes malades que des remèdes convenables à leur poſition. L'utilité de cette con-noiſſance s'étendra à toute la Colonie, ainſi qu'à d'autres pays, par la diſperſion des élèves, & épargnera déſormais au Roi les dépenſes exceſſives que coûtent les médicamens qu'on envoie dans ces poſſeſſions éloignées (10).

C H Y M I E.

Il n'eſt peut-être point de pays où la chymie ſoit ſi utile au Médecin que dans les Colonies, parce que nulle part il n'a

-----

(10) *Voyez* pages 149 & ſuivantes de mes obſerva-tions générales ſur les maladies des climats chauds.

autant d'occasions de séparer les différentes substances dont les mixtes sont
composés, de les purifier, de les ras-
sembler pour les rendre plus efficaces,
& en obtenir des effets plus prompts,
ou de les réduire par l'analyse à leurs
premiers principes, afin de découvrir
les sophistications des remèdes, que le
charlatanisme & le vil intérêt introduisent
continuellement dans ces contrées, malgré la sagesse des loix & des règle-
mens.

Le vrai moyen, le seul peut-être de
prévenir les dangereux effets de ces
sophistications, est que le Médecin du
Roi enseigne à ses élèves les principes
généraux de la chymie; qu'il fasse l'examen des corps des trois règnes; qu'il
insiste particulièrement sur les préparations des médicamens d'usage; que par
des analyses exactes & précises il fasse
ensuite connoître les eaux minérales, au
moins celles qui se trouvent dans la

Colonie qu'il habite (11); enfin, qu'il termine ſes leçons, ſur cette partie de la médecine, par l'expoſition des principes de la pharmacie.

Alors, les ſujets éloignés des villes & diſperſés dans les différens quartiers de la Colonie, connoiſſant les qualités que doivent avoir les médicamens qu'ils emploient tous les jours, pour être compoſés avec exactitude & fidélité, ainſi que les moyens de découvrir les falſifications, n'adminiſtreront plus de remèdes qu'ils ne les aient vérifiés, & ſe tiendront toujours en garde contre l'aſtuce & la fraude; qui cherchent à introduire dans les Colonies, par toutes ſortes de voies, des médicamens décompoſés par la fermentation, ſouvent corrompus, & qui, loin de remplir l'objet propoſé, deviennent très-dangereux, &

____

(11) *Voyez* les maladies des Nègres, pages 295 & ſuivantes.

quelquefois même des poisons (12).

Les expériences de chymie & les opérations pharmaceutiques feront faites par
l'Apothicaire du Roi, ou fon premier
Aide; parce qu'il y a, fur-tout dans la
pharmacie, des manipulations qui ne
peuvent être démontrées que par celui
qui en a l'habitude. Le Médecin du Roi
fe bornera à indiquer l'opération & à en
développer les principes. Le Démonf-
trateur expliquera enfuite fa manière de
procéder, d'opérer & de compofer; il
indiquera le choix des drogues fimples,
en préparera des poudres, des pulpes,
des firops, des électuaires & autres mé-

---

(12) *Voyez* dans mes Ouvrages les moyens de préparer avec l'extrait des plantes, arbres & arbuftes que
la nature a placés avec profufion dans ces climats, les
médicamens convenables à la guérifon des maladies
qu'on y éprouve.

Voyez auffi, pages 239 & fuivantes des maladies des
climats chauds, la note des fubftances médicamenteufes
qu'il fuffit d'envoyer dans chaque établiffement.

dicamens, qu'il combinera de manière que, confervant leurs vertus réunies, ils foient préfervés d'altération & de décompofition.

En un mot, l'Apothicaire du Roi, obligé, par état, de concourir aux vues du Médecin, mettra tout·fon zèle & fon favoir à faciliter l'inftruction des élèves, & à aider le Profeffeur à former des hommes utiles dans les hôpitaux, les armées & les Colonies.

HYGIÈNE.

L'hygiène, cette partie précieufe de la médecine, qui a pour objet de conferver la fanté, eft d'une importance qui ne peut être fentie dans les pays falubres comme dans les autres climats, quoiqu'il foit avantageux par - tout d'obferver l'homme, dans l'un & l'autre fexe, depuis fa naiffance jufqu'à l'âge le plus avancé, afin de lui prefcrire un régime convenable aux différentes époques de fa vie, & qui, en prévenant fes maux, le faffe jouir d'une santé constante, & prolonge ses jours.

L'art des *Sanctorius* en Italie, des *Keil* en Angleterre, *Gorther* en Hollande, *Dodart* en France, ayant pour objet le choix, l'espèce, la quantité & les qualités des alimens, les sécrétions & excrétions, l'exercice & le repos, le sommeil & la veille, est entre les tropiques un champ vaste & presque neuf, dont la culture est indispensable pour le salut des Colonies.

L'influence du climat sur les facultés de l'homme, sur ses passions & leur développement, sur les mœurs & les usages, donne à cette branche de la médecine une trop grande étendue, pour que le Médecin du Roi n'en fasse pas connoître, au moins, les principes généraux à ses élèves.

MÉDECINE CIVILE.

L'application des règles de l'hygiène à la conservation de la santé de plusieurs hommes réunis, est la médecine civile.

Elle confiste principalement à prévenir ou éloigner les caufes qui peuvent la déranger ou la détruire.

Les différences de l'air, foit à la ville, foit à la campagne , leur dépendance du fite des lieux , de la diverfité du fol, & d'autres circonftances, font fon objet principal. Ainfi l'expofition la plus falubre des hôpitaux & des cafernes, l'emplacement des boucheries , des tanneries, des cimetières & autres établiffemens civils; la tranflation des uns & la fuppreffion des autres, devant être déterminées par les Officiers de fanté, le Profeffeur les éclairera fur tous ces objets de falut public ; leur fera remarquer la différence quelquefois exceffive, de l'air d'un quartier à celui d'un autre (13); fixera le

---

(13) Par-tout les qualités de l'air diffèrent non-feulement d'un quartier à un autre, mais encore de maifon à maifon, d'appartement à appartement, par des nuances dont tous les individus ne font pas également fufceptibles. La difpofition des poumons, une

lieu le plus propre pour affeoir l'édifice; fon expofition, fon élévation, le nombre, la grandeur de fes ouvertures; décidera s'il convient de la placer au midi ou au couchant, du côté des brifes régnantes, ou dans la partie oppofée, felon l'objet de fa deftination & les circonftances locales. Il leur en expliquera dans le plus grand détail les raifons & les motifs qui doivent toujours être appuyés fur la phyfique & l'expérience.

Les établiffemens de Chirurgiens, d'Apothicaires & de Sages-femmes, font partie de la médecine civile. Leurs de-

____

fenfibilité, un mode plus exquis dans le genre nerveux, rendent certains fujets, ceux fur-tout qui ont des difpofitions à l'afthme, fi propres à éprouver la moindre de ces nuances, que j'en ai vu qui, ayant eu occafion de voyager & de faire enfuite les mêmes voyages, favoient quelles étoient les villes où ils pouvoient coucher fans y éprouver la plus légère incommodité. Un de mes amis, homme inftruit, ayant eu plufieurs attaques d'afthme, a été guéri en changeant de province & avec l'attention de ne prendre d'appartement qu'au levant & au nord.

voirs, comme leur inftruction, font auffi un des principaux objets de la furveillance du Médecin du Roi & du Chirurgien-Major en chef, qui, pour le falut public, doivent examiner le rapport entre le nombre des morts des différens quartiers de la Colonie; travailler à découvrir ce qui peut contribuer à prolonger ou abréger la vie, pour parvenir à une plus grande juftefse de calcul fur les probabilités de la durée de l'homme dans fes différens âges.

MÉDECINE LÉGALE.

Comme il n'eft point de pays où il ne fe rencontre de ces eccafions délicates, dans lefquelles l'homme de l'art, inftruit de la médecine légale, peut empêcher les plus grands malheurs, cette connoiffance eft une des plus effentielles. Par-tout, le coupable cherche à déguifer fon crime, & à faire tomber le foupçon fur l'innocent. Les Tribunaux n'ont que trop fouvent retenti de gémiffemens qu'un examen fait par un Médecin éclairé eût prévenus.

Une des principales obligations du Médecin du Roi, eſt d'enſeigner à ſes élèves à *bien* diſtinguer d'après les connoiſſances anatomiques, le ſuicide de l'aſſaſſinat.

Que de maux, de larmes & de regrets le Chirurgien de Toulouſe auroit épargné, en prévenant la malheureuſe cataſtrophe de la famille Calas, ſi, dans ſon rapport, il eût ſu diſtinguer & faire connoître la différence de l'effet de la corde ſur les tégumens & les muſcles du col d'un homme qui s'eſt pendu lui-même, d'avec l'impreſſion que fait la même corde ſur le col d'un homme qui n'a été ſuſpendu qu'après avoir été étouffé ou étranglé! Mais, comment un Chirurgien aſſez ignorant pour avoir jugé le jeune Calas mort, parce qu'il étoit froid (comme ſi le froid étoit plus un ſigne certain de mort, que la chaleur un ſigne aſſuré de vie), auroit-il fait dans fon procès - verbal les diftinctions précieufes qui, dans cette fatale circonftance, pouvoient feules éclairer les Magiftrats?

Il y a dans les Colonies une infinité d'occafions où les bruits populaires, les difcours envenimés fur l'honneur & la réputation, n'ont d'autre fondement que la haine & la malignité de celui qui les répand.

Deux Européens de la même province & de la même profeffion, tranfplantés dans une même Colonie (l'Ifle de France) & devenus cultivateurs des mêmes denrées, établis l'un à côté de l'autre, à fept lieues de diftance du chef-lieu; l'un marié, l'autre garçon, aveuglés tous les deux par la jaloufie, s'accusèrent réciproquement, en 1767, de vouloir attenter aux jours l'un de l'autre. La haine, contagieufe de fa nature, s'étendit jufqu'aux domeftiques & aux atteliers des deux habitations. Ce n'étoit que plaintes & procès criminels fur la mortalité des

Nègres & des beftiaux. Le Confeil Souverain ordonna plufieurs fois des exhumations utiles, il eft vrai, à l'éclaircisfement du procès, mais qui pouvoient avoir les fuites les plus funeftes, en répandant dans le refte de la Colonie les germes de la deftruction & de la mort.

Ces deux ennemis, quoique d'une fortune *très-aifée*, étoient les hommes les plus à plaindre de la Colonie.

Tout fembloit éteint & terminé entre eux, lorfque la malheureufe femme, objet & caufe innocente de leurs fureurs, accablée des chagrins les plus cuifans, eft attaquée d'une fièvre maligne, & meurt.

Dès les premières atteintes de fon mal, le célibataire fait répandre dans toute la Colonie par fes efclaves, que c'eft encore une victime facrifiée à la haine, & que cette mort eft l'effet du même poifon qui a enlevé les Nègres & les troupeaux de fon habitation.

A peine cette femme intéreffante fous tous les rapports, eut rendu le dernier foupir, que je fus mandé pour aller faire l'ouverture du cadavre, & en dreſſer procès-verbal.

L'accuſateur n'avoit garde de ſe montrer ; mais heureuſement l'adverſaire de l'accuſé ſavoit parfaitement l'anatomie ; il avoit même exercé la chirurgie dans les armées, avec beaucoup de diſtinction, & l'exerçoit encore ſur ſon habitation, & pour obliger ſes voiſins.

Profitant de cette circonſtance & de la confiance dont le public m'honoroit, je le priai de ſe joindre aux Chirurgiens qui devoient m'aider à remplir la miſſion dont j'étois chargé. L'amour-propre fit taire chez lui tout autre ſentiment. Il ſe rendit à mes ſollicitations, & travailla lui-même avec nous aux recherches les plus exactes & à l'examen le plus ſévère, d'après leſquels nous nous aſſurâmes qu'il n'y avoit aucune trace de poiſon. L'eſtomac, les inteſtins & tous les viſcères étoient dans le meilleur état ; & comme dans preſque toutes les maladies malignes , nous ne trouvâmes aucune cause apparente de mort. L'accuſateur ſecret ſigna lui-même l'acte authentique qui fit ceſſer les bruits diffamans, empêcha toute eſpèce de plainte, de procédure, & aſſura le repos & la tranquillité des deux familles.

C'eſt ſur-tout dans les pays où le citoyen défend lui-même ſes foyers, qu'il ſe rencontre des cas où la nature de la bleſſure peut ſeule mettre les Juges du point d'honneur en état de prononcer équitablement.

Parmi le nombre d'affaires de ce genre que je pourrois rapporter ici, je ne citerai que la ſuivante.

En 1767, deux Officiers ayant mis l'épée à la main, le bleſſé accuſa ſon adverſaire, jeune homme dont l'honneur & le courage étoient connus , de lui avoir porté la botte avant qu'il fût en garde.

Le Gouverneur-Général de la Colonie (M. Dumas), dont toutes les actions
étoient

étoient marquées par la juſtice, eſpéra
que l'examen de la plaie & la nature de
la bleſſure pourroient l'éclairer dans une
occaſion ſi délicate. Il m'ordonna de me
concerter avec le Chirurgien du bleſſé,
& de le prévenir qu'avec deux de mes
adjoints nous nous trouverions à la levée
du premier appareil, à l'effet de conſidérer avec attention l'état & la direction de la bleſſure ; d'examiner ſi les muſcles avoient été bleſſés dans un état de
contraction ou de relâchement, & de
dreſſer du tout ſur le lieu même procès-
verbal.

Le coup porté à la partie latérale de
la poitrine, deux *travers de doigt* à côté
& un peu au-deſſus du mamelon, pénétroit dans la capacité, ſans avoir bleſſé
le grand pectoral ; ce qui n'avoit eu lieu
que parce que la botte avoit été portée
pendant que ce muſcle étoit en contraction, & le bras tendu & élevé.

Dans le cas contraire, le bras ne peut
être pendant le long du tronc, que le

grand pectoral ne foit relâché ; auffi le bord inférieur de ce mufcle defcendoit-il au moins un pouce au-deffous de la plaie faite aux tégumens, tandis qu'en élevant & tendant le bras, on rendoit à la bleffure fa direction , ce. qui démontroit évidemment la fauffeté de l'accufation.

Ces exemples, & une infinité d'autres, prouvent combien il eft prudent dé ne croire à la réalité d'un crime, que d'après le rapport des Médecins & Chirurgiens les plus inftruits en anatomie & en phyfique.

INSTITUTS ET OPÉRATIONS DE CHIRURGIE.

L'enfeignement des *inftituts* & des opérations de chirurgie doit être fait avec d'autant plus de foin, qu'entre les tropiques il importe encore plus que partout ailleurs, de ne faire prefque point d'ufage du biftouri dans le traitement des tumeurs, des contufions, des plaies, des ulcères, des fractures, des luxations & autres maladies chirurgicales.

On a vu dans mes Obfervations générales fur les maladies des climats chauds, & l'on verra dans l'Ouvrage fuivant, que je dois à la fageffe de cette méthode, la plus grande partie de mes fuccès en ce genre ; & que dans tous les cas où les opérations chirurgicales font inévitables, la guérifon dépend prefque toujours des précautions que l'on prend, & de la manière d'opérer.

Il fera donc très-utile à l'enfeignement, que le Chirurgien-Major entre dans les vues du Médecin du Roi, parce que le Chirurgien-Major des hôpitaux, en chef & en exercice, ayant une plus grande habitude des opérations, démontrera fur le cadavre (14) les différentes manières de les faire, entre lefquelles il fera diftinguer la meilleure ; & de concert avec

______

(14) Conformément à l'efprit de l'Ordonnance.

D 2

le Professeur, il rejettera ou réformera toutes celles qui ont des inconvéniens. Il fera aussi connoître les meilleurs instrumens & les moyens de les perfectionner.

HERNIES.

La connoissance des hernies, leurs distinctions en vraies & en fausses, la variété de leurs noms tirés des parties où elles sont situées, & de celles qui les composent, la distinction des cas où il faut indispensablement opérer, d'avec ceux où l'opération entraîneroit des accidens plus dangereux que la maladie même; les bandages, leurs différences & leur application suivant les particularités de la maladie, sont autant de sujets d'instructions essentiels par-tout, mais qui le deviennent encore davantage sous la zone torride, où les maux produits par le relâchement de la fibre sont incomparablement plus fréquens que dans les climats tempérés.

Un exemple fuffira pour faire fentir combien il importe de diftinguer la nature du mal, pour être en état d'adminiftrer le remède convenable.

J'ai vu, en 1767, le Chirurgien-Major d'une Légion de 3000 hommes, appliquer des bandages herniaires (15) fur les cordons gonflés des vaiffeaux fpermatiques des foldats, à la confervation defquels il devoit veiller particulièrement & effentiellement.

Le Gouverneur - Général, effrayé du nombre d'hommes à qui l'on prefcrivoit ce moyen de guérifon, me chargea de vérifier s'il leur étoit réellement utile. Dès ce moment, la fourniture des bandages ceffa, & les foldats furent guéris par les moyens & les remèdes que j'indiquai. Ce Chirurgien-Major obtint enfuite de l'Intendant la fourniture des fufpenfoirs que j'avois fubftitués aux bandages herniaires, & par lefquels j'empêchois le retour

____

(15) Qu'il fourniffoit.

des soldats en Europe , qui , après mon départ de la Colonie , est devenu très-fréquent. On fera surpris sans doute qu'il n'ait rien moins fallu que la prévoyance & l'autorité du Gouverneur-Général pour réformer un abus d'autant plus funeste, qu'il tendoit à priver de ses défenseurs une Colonie très-importante.

Avant cet exemple, j'aurois eu peine à me persuader que la pelotte du bandage herniaire, appliquée sur le canal particulier à la liqueur du testicule, pût occasionner si promptement le squirre de cette partie , & quelquefois celui du cordon des vaisseaux spermatiques.

Il importe d'autant plus d'exercer les jeunes Chirurgiens à l'hôpital du Roi & à l'amphithéâtre, que presque tous ceux qui passent dans les Colonies, débarqués des navires marchands , ne savent que saigner , & qu'il seroit fort dangereux qu'avant d'être instruits, ils se répandissent sur les habitations où leur ignorance feroit tous les jours quelques victimes.

On préviendra ces désordres funestes, en récompensant l'assiduité, l'application, le zèle & les talens. Que pour cet effet, l'on fasse des premières places un objet d'émulation & de justice, qu'elles ne soient accordées qu'au mérite personnel & par-là, voie honorable d'un concours public, dont on tiendra registre, &, à la suite duquel on annoncera les motifs de la nomination des uns & de l'exclusion des autres. Ce moyen, si propre à développer les talens, & cependant si négligé, est indispensable dans les Colonies, où il est de la dernière conséquence d'encourager les sujets, de leur montrer sur-tout que, pour obtenir il faut mériter, que l'intrigue & la faveur, sources d'erreurs, de désordres & d'injustices, n'auront aucune part à la nomination des Officiers de santé & de leurs sous-ordres; enfin, que le régime des hôpitaux & le salut de nos établissemens seront désormais préservés de ce despotisme, destructeur de tout bien.

Acouchemens.

L'art des accouchemens, qui, dans tous les pays du monde, & particulièrement entre les tropiques, eſt une des plus importantes parties de la chirurgie, doit entrer eſſentiellement dans les cours preſcrits par les ordonnances.

Il n'y a point de jour, où, dans ces contrées, l'homme de l'art n'ait occaſion d'être conſulté, ſoit pour la femme groſſe, ſoit pour la femme en travail, ſoit pour l'accouchée, ſoit enfin pour le nouveau-né. Mais c'eſt ſur-tout dans les campagnes que ſon miniſtère ou ſes conſeils ſont utiles, parce que les accoucheuſes des habitations ſont des Négreſſes qui le plus ſouvent ayant été induites en erreur par ceux mêmes qui devoient les éclairer, n'ont à proprement parler d'autre ſavoir que l'habitude, & ſont preſque toujours trop preſſées d'agir.

Un exemple pris dans une de nos plus riches Colonies, rendra cette vérité ſenſible.

En 1778, pendant la maladie de M.
Balay, Chirurgien, chargé des accouchemens fur l'habitation de Madame de
Bellevue, quartier de Limonade , Ifle
Saint-Domingue (16), je fus appelé (17)
pour aller au fecours de deux Négreffes
que l'on croyoit en travail. La plus avancée dans fa groffeffe, étoit encore à quatre
mois de fon terme; mais elle étoit fille
de la Sage-femme de l'habitation, qui,
perfuadée que la volonté de la femme
groffe avançoit ou retardoit l'accouchement, étoit au moment où j'arrivai
dans la plus vive colère contre fa fille,
de ce que fon travail n'avançoit point.
Sa fureur, l'avoit] déja portée jufqu'à
lui donner des coups de poing fur le
vifage, & plufieurs coups de genou dans
le dos, ne ceffant de répéter que *c'étoit
une coquine qui retenoit fes douleurs.*

Heureufement ces mauvais traitemens

---

(16) J'étois le Médecin de cette habitation.

(17) Le 20 Février, à minuit.

n'ayant pas encore occafionné d'accidens, je n'eus befoin que de calmer les efprits.

Cette partie de l'art eft d'une fi grande importance dans les Colonies, que j'ai cru devoir placer dans l'ouvrage fuivant, après le traitement du tétanos des enfans, quelques obfervations effentielles, tant fur ce qui intéreffe la fanté des femmes enceintes, entre les tropiques, aux différentes époques de cet état, que fur ce qui regarde l'accouchement & fes fuites, la naiffance & la confervation des nouveaux-nés.

Indépendamment de tous ces objets, il eft indifpenfable que le Médecin du Roi faffe connoître à fes élèves le régime & la conduite que l'art prefcrit dans ces diverfes circonftances ; qu'il leur démontre fur-tout que les alimens les moins fufceptibles de s'alkalifer, font en général ceux qui conviennent dans ces climats aux femmes groffes, à celles en couches, aux accouchées, & aux nourrices.

Alors la population de nos établiffemens recevra, parmi les Nègres fur-tout, la progreffion que l'on en doit attendre ; & la maffe du crû annuel, comme celle de l'importation de cette efpèce d'hommes, ceffera d'être confommée par les mortalités.

MALADIES DES YEUX.

Dans toutes les maladies des yeux, il eft indifpenfable, particuliérement entre les tropiques, de confidérer l'univerfalité des humeurs, & d'examiner avec un foin fcrupuleux, avant de commencer le traitement, fi l'affection particulière de l'œil dépend d'obftruction, d'inflammation, ou d'un fimple épaiffiffement, & fur-tout fi elle n'eft pas caufée par un vice de la maffe des liqueurs.

Le Médecin du Roi fera fentir à fes élèves l'importance de ces diftinctions dans la pratique.

Combien de malades, dans ces contrées, ont perdu la vue, pour n'avoir fait que des remèdes locaux ! Que de cataractes fecondaires ou capfulaires, furvenues après l'extraction du cryftallin ; pour n'avoir pas détruit, ou au moins détourné, plufieurs mois avant l'opération, le vice qui avoit caufé l'épaiffiffement de l'humeur cryftalline (18)!

D'après ces principes, il fera facile au Profeffeur de démontrer que le nombre des maladies des yeux, porté par *Taëlor* jufqu'à 243, eft, comme l'obferve le célèbre Médecin de Laufanne, un compte de charlatan.

Tout homme de l'art, dans les Colonies, doit indifpenfablement favoir faire l'opération de la cataracte, ainfi que celle de la fiftule lacrymale, & pour cet effet, être inftruit des différentes efpèces de fiftules & de cataractes. Mais la maladie

---

(18) Avec l'extrait de ciguë, fur-tout de ciguë maritime, à la dofe de 6 jufqu'à 24 & 30 grains par jour, on pourroit, dans une infinité de cas, entre les tropiques, diffiper, dès le commencement de la maladie, l'épaiffiffement du cryftallin, & quelquefois l'opacité de la cornée tranfparente. D'autres fois auffi, ce font les antivénériens qu'il faut employer, particulièrement chez les Nègres.

de l'œil la plus fréquente dans les climats chauds , & qui fouvent donne naiffance à toutes les autres , c'eft l'*ophthalmie* & fur-tout le *chemofis* , qui prefque toujours eft produit lui-même, par un vice dans les humeurs (19).

Mais ce n'eft pas affez que le Médecin des Colonies fache opérer ; il eft encore une infinité de cas où il doit favoir faire exécuter les opérations les plus délicates. C'eft une vérité à l'appui de laquelle je ne citerai que le fait fuivant.

En 1779 , au quartier Morin, Ifle S. Domingue, dans un temps d'épidémie qui me laiffoit à peine le temps de manger & de me repofer, le pied d'un des chevaux de ma voiture, m'ayant lancé un morceau de terre dans l'œil droit , dès le foir même la conjonctive

____

(19) Comme l'a obfervé M. Antoine Petit , dans fes favantes Leçons fur la Médecine-Pratique , & comme on peut le voir page 251 , note 34 des maladies des Nègres.

& tout le bord circulaire de la cornée tranſparente commencèrent à s'enflammer. L'irritation s'accrut par degrés, & devint ſi conſidérable, que dans l'eſpace de trois jours, on fut obligé de me faire huit ſaignées. Les boiſſons délayantes, la plus grande auſtérité dans le régime, l'application des calmans, ne purent diminuer ni la chaleur ni la douleur. Au contraire, elles devinrent ſi inſupportables, que je courois dansla Savanne (20) une partie de la nuit, tenant avec les doigts mon œil ouvert, dans l'eſpérance que la fraîcheur de l'air apporteroit quelque ſoulagement, au moins momentané, à ma cruelle ſituation. Rien ne put empêcher la conjonctive de s'élever & de former un bourlet aſſez conſidérable pour jeter les paupières en dehors. L'œil avoit perdu ſa forme, & la cornée tranſparente ſembloit placée dans un enfoncement. Il m'étoit impoſſible de ſoutenir le plus

----

(20) Prairie.

foible rayon de lumière, fans éprouver des douleurs affreufes. Il m'étoit auffi tellement impoffible de me coucher, que, lorfqu'accablé par les douleurs & le befoin de dormir, je ceffois de tenir la tête dans la fituation verticale, & qu'invo-lontairement je m'inclinois tant foit peu d'un côté ou de l'autre, à l'inftant même je reffentois une douleur atroce jufqu'au fond de l'orbite.

Je ne pouvois plus en calmer la vio-lence par les faignées, fans m'expofer à l'appauvriffement des liqueurs, & ce fou-lagement momentané eût lui-même aug-menté la caufe du mal, en ôtant aux vaiffeaux délicats de cet organe, l'action dont ils avoient befoin pour opérer la réfolution de cette funefte inflammation.

Ce fut dans cette cruelle pofition, que je me décidai fur le champ à faire dé-truire par des fcarifications la maffe rouge ou bourlet formé par la conjonc-tive.

Les Chirurgiens qui étoient à ma

portée n'avoient jamais opéré sur cet organe ; mais le plus voisin avoit une excellente main & beaucoup d'intelligence.
Je fis dessiner mon œil, & dès que j'eus
marqué l'endroit où il falloit faire chaque scarification, & que ce Chirurgien
se fut pénétré (21) de la manière dont
l'opération devoit être faite, il se rendit
à mes instances, & avec une excellente
lancette affermie par une bandelette, il
incisa transversalement le bourlet par
une trentaine de mouchetures assez profondes pour le couper entièrement, ainsi
qu'une petite partie de la cornée transparente.

Je simplifiai beaucoup cette opération.
Je jugeai que dans cette circonstance il
étoit inutile de passer des fils sous les
vaisseaux variqueux, pour en faire l'extirpation, &c.

En effet, environ une heure après

----

(21) Dans mes observations sur les maladies des Nègres,
page 253.

l'opération,

l'opération, je pus me coucher horizontalement. Je m'endormis, & à mon réveil les douleurs se trouvèrent considérablement diminuées. Dès-lors j'allai de mieux en mieux. Mais, deux jours après, malgré mes précautions (22), l'œil gauche fut pris de la même maladie. Le bourlet ne fut pas plutôt formé, que je me décidai à souffrir la même opération que j'avois ordonnée à l'autre œil. La résistance du Chirurgien qui m'avoit rendu ce premier service, m'obligea de recourir à un autre, qui, comme lui, avoit une excellente main.

Je commençai peu à peu à soutenir la lumière, & quinze jours après, le dernier œil opéré se trouva parfaitement guéri. Il me resta seulement pendant quelque temps une opacité à la cornée transparente de l'œil droit, ce qui n'auroit pas eu lieu, si j'eusse été opéré plus tôt.

____

(22) Il entroit dans chaque once du collyre dont je me servois, deux grains de vitriol blanc.

E

Ce mal étoit alors épidémique. Plusieurs personnes, entre autres M***. Administrateur d'habitation, & M .Damfreville, perdirent la vue pour n'avoir pas été opérés; & sans ma détermination & ma fermeté, j'aurois subi le même sort.

J'ai eu depuis plusieurs fois occasion de pratiquer ou de faire pratiquer cette opération par des Chirurgiens, & toujours avec beaucoup de succès, quand on n'a pas attendu que l'inflammation ait produit un désordre trop souvent irrémédiable dans la chorroïde & la rétine, & sur-tout lorsque, la maladie ayant pour cause un vice des humeurs, ce vice a été combattu & détruit par les remèdes convenables.

MALADIES DES DENTS.

Il est aussi de la plus grande importance, que le Médecin du Roi, dans les Colonies, fasse connoître à ses élèves les principes de l'art du Dentiste.

Les chaleurs exceſſives de ces climats relâchent à tel point le tiſſu des glandes, particulièrement de celles de la bouche, qu'il n'y a point de pays où la carie des dents ſoit plus ſouvent accompagnée de maladies d'alvéoles & d'ulcères aux gencives.

Lorſque ces maladies ont pour cauſe un vice, ſoit vénérien, ſoit ſcorbutique, ſcrophuleux ou pſorique (23), elles ne peuvent être guéries que le vice de la maſſe n'ait été détruit par leurs anti-dotes. Le Profeſſeur indiquera à ſes élèves ceux que le pays produit & la manière de les adminiſtrer.

La partie des dents demande une telle inſtruction, que nous avons des exemples de *tétanos* ſurvenu entre les tropiques, pour s'être fait arracher une dent.

----

(23) Ces vices ſe manifeſtent, le plus ſouvent, par une odeur inſupportable.

POISONS.

Par-tout, l'homme de l'art a malheureusement besoin de savoir distinguer les effets du poison, de ceux qui accompagnent les maux auxquels l'humanité est sans cesse exposée.

Cette connoissance est de la plus grande utilité dans les pays où l'homme libre & l'homme esclave cultivent la même terre, où l'un a sans cesse à redouter les effets du pouvoir, & l'autre ceux de la vengeance.

C'est là qu'il importe au repos des peuples, que le Médecin sache reconnoître les traces & distinguer la nature & l'espèce des poisons pris intérieurement par méprise ou par scélératesse, afin de s'opposer à leurs effets, & de ne les pas confondre, soit avec les effets des virus intérieurs & de la dégénération des parties, soit avec ceux qui portent dans l'air une malignité mortelle à l'économie animale, tels que la fumée, les vapeurs & les exhalaisons suffocantes du charbon, du soufre, des liqueurs en fermentation, des mines, des puisards, des fosses d'aisance (24), &c.

C'est dans ces occasions diverses qu'il importe de connoître l'état naturel des organes principaux, pour ne pas confondre les effets des maladies contagieuses ou autres, avec ceux des poisons, dont les traces sur le vivant & sur le cadavre sont différentes dans le plus grand nombre

***

(24) *Voyez* les secours que l'on doit administrer aux asphyxiés, dans les Recherches sur la nature & les effets du Méphitisme, par M. Hallé, de la Faculté de Médecine de Paris, & de la Société Royale de Médecine.

Voyez aussi, pages 69 & suivantes des maladies des climats chauds, les moyens que j'ai employés pour faire cesser une épidémie causée par la corruption des eaux, sur l'habitation Chaftenoye du quartier Morin, Isle Saint-Domingue.

Ce succès a été si frappant, que l'on a, depuis, fait combler les mares qui nous avoient fait courir de si grands dangers. Tant que cette cause de maladie a subsisté, je me suis contenté de désigner cette habitation; mais, aujourd'hui que l'on est parvenu à la rendre aussi salubre que les habitations voisines, j'en parle plus librement.

des cas. Toute méprise en ce genre peut avoir les suites les plus funestes.

POISON LENT.

On trouve dans plusieurs ouvrages les signes & les symptômes des poisons pris ou donnés à doses assez fortes pour tuer promptement (25). Mais, quelquefois, l'homme qui étouffe le cri de l'honneur & de l'humanité, emprunte l'art du génie pour rendre cette science plus ténébreuse & mettre en défaut toute la sagacité du Médecin. Il emploie à cet effet celle des substances des trois règnes qu'il croit la plus propre à agir mortellement, mais avec une telle lenteur, que ses effets ressemblant à ceux de quelques-unes des maladies chroniques, les parties s'oblitèrent, se rapetissent & se

---

(25) *Voyez* dans les maladies des climats chauds les moyens que j'ai employés pour faire cesser les accidens terribles qu'ont éprouvé ceux qui ont eu l'imprudence de manger du fruit du grand médecinier ou ricin, page 171; & du maniac cru, pages 204 & 205, *ibidem.*

racorniffent au point que les foupçons du poifon ne frappent la victime, & fes proches, & quelquefois le Médecin lui-même, qu'après qu'il n'y a plus rien à efpérer des remèdes.

C'eft de cette horrible manière qu'un ami intime me fut enlevé en 1779. Il périt, après avoir fouffert pendant plus de cinq mois des douleurs inouies dans toute la capacité du bas-ventre.

Je le voyois fouvent. Sans ceffe occupé de fon état, je fuivois pas à pas les progrès de fon mal; & ne pouvant attribuer ce qu'il éprouvoit à aucune des maladies connues, j'affurai que c'étoit l'effet d'un poifon lent.

Plufieurs fois, dans ces circonftances, trois Médecins & trois Chirurgiens furent appelés *conjointement* en confultation, comme experts. Mais ceux mêmes d'entr'eux qui avoient de la réputation, ne furent point de mon avis. Ne voyant le malade qu'au moment des confultations, ils attribuèrent à toute autre caufe les accidens qu'il éprouvoit, tels que les vomiſſemens, le reſſerrement, le froncement & la criſpation des inteſtins, particulièrement du *cæcum* & du *colon*, qui, dans les derniers temps, ne pouvoient admettre plus de la huitième partie d'un lavement ordinaire, ſans que le malade éprouvât des douleurs horribles.

Cet infortuné ſuccomba, après avoir éprouvé juſqu'à ſa fin, des tourmens d'autant plus affreux, qu'il étoit de la conſtitution la plus forte & la plus robuſte, & ſans nul eſpoir de guériſon. L'ouverture ſeule du cadavre démontra aux experts leur erreur.

Toute la partie inférieure de l'eſtomac, dans laquelle les alimens ſéjournent quelque temps avant de paſſer dans le pilore, étoit tellement corrodée, qu'elle avoit perdu *par une ſorte de rongeure* (26) au moins la moitié de ſon épaiſſeur,

---

(26) Expreſſion littérale du procès-verbal des Experts.

tandis que toute la partie fupérieure de ce vifcère avoit confervé fon intégrité. La différence de ces effets étoit d'autant plus frappante, qu'elle étoit marquée par une efpèce de zone qui faifoit la féparation de l'une & de l'autre de ces parties. Mais les plus grands défordres étoient aux inteftins. Loin de remplir par leurs circonvolutions ordinaires la capacité du bas-ventre, & fur-tout de la région iliaque, ils étoient réunis & ramaffés fur la colonne vertébrale où ils occupoient à peine la place de trois *travers de doigt ;* de forte que, tant en longueur qu'en amplitude, ils avoient perdu au moins les neuf dixièmes de leur volume. C'étoit ce refferrement exceffif qui caufoit des douleurs fi horribles, lorfqu'on vouloit introduire dans le *colon* & le *cœcum* un peu plus de la huitième partie d'un lavement doux & mucilagineux.

Cet exemple prouve qu'il feroit également dangereux que le Médecin attribuât les accidens & les fymptômes des

maladies aux suites d'un empoisonne-
ment, ou que la prévention, l'esprit de
syltême ou l'amour-propre lui fissent
méconnoître les traces du poison, lorfqu'elles font évidentes.

C'eft fur-tout dans ces circonftances
délicates, que l'homme de l'art doit
porter dans l'exercice de fon état, cet
efprit de doute qui bannit l'enthoufiafme
& donne accès à la lumière des faits.

Les Médecins & les Chirurgiens experts
furent convaincus, par l'infpection du
cadavre, qu'ils s'étoient manifeftement
trompés dans leurs confultations. Le
procès-verbal de l'état des parties, figné
d'eux, a démontré cette erreur de la manière la plus fenfible & la plus authentique. On a, d'ailleurs, appris depuis
que ces défordres étoient l'effet des
fubftances corrofives qu'un malheureux
nègre, cuifinier, de concert avec quelques domeftiques, mêloit de temps en
temps aux boiffons & aux lavemens d'un

repréfentant de leur maître dont ils avoient juré la perte.

INFANTICIDE.

Mais un genre d'atrocité plus fréquent encore parmi les efclaves, & contre lequel le Médecin doit être fans ceffe en garde, c'eft l'anéantiffement de leur poftérité, dont ils ne fe rendent que trop fouvent coupables, & que la fageffe du plus grand nombre des habitans qui difpenfent les négreffes mères de fix enfans des travaux de l'habitation (27), ne prévient pas toujours.

On a des exemples affreux d'une telle fcélérateffe fur des habitations, où un premier infanticide a été fuivi d'un fecond, d'un troifième, & ainfi de fuite, jufqu'à ce que le propriétaire ou fes repréfentans ayant découvert les moyens

______

(27) Afin qu'elles fe livrent entièrement aux foins de leur enfance.

que ces monftres employoient, les ont
fait punir.

Sur une habitation très-connue d'une
de nos plus riches Colonies, ce crime
ne fut découvert qu'à la mort du trente-
deuxième enfant. Ils périffoient prefque
tous dans les neuf premiers jours de leur
naiffance, & l'on croyoit que c'étoit du
tétanos.

Le Chirurgien de l'habitation ayant
trouvé ce trente-deuxième enfant très-
bien portant le dixième jour de fa naiffance, en fit compliment au propriétaire;
mais le lendemain de fa vifite, on lui
dit que l'enfant qu'il avoit trouvé fi bien
la veille, étoit mort du tétanos, dans
la nuit.

Le Chirurgien foutint que cela étoit
impoffible. L'enfant fut exhumé, & l'on
reconnut qu'il avoit été étouffé avec plufieurs bouchons de filaffe qu'on avoit
introduit dans l'œfophage & la trachée-
artère. Ce ne fut que fur *l'échelle* &
pendant que le fouet faifoit ruiffeler le

ſang de cette mère abominable, qu'elle révéla le crime de l'atelier entier , en diſant qu'elle n'étoit pas plus coupable que les autres négreſſes qui avoient fait périr leurs enfans de la même manière.

Ces exemples & une infinité d'autres prouvent que s'il eſt avantageux de re-connoître les cauſes des maladies pour en faire ceſſer les effets, il ne le feroit pas moins de faire l'ouverture de tous les cadavres, & de conſtater par un procès-verbal le genre de maladie qui a cauſé la mort. Le rapport d'un Médecin éclairé, en faiſant frémir les coupables, eût réveillé la ſurveillance des adminiſ-trateurs d'habitation, & prévenu la ſuite non interrompue des malheurs de celle dont nous venons de parler.

MÉDECINE PRATIQUE.

Après avoir enſeigné à ſes élèves les différentes branches de l'art, qui preſque toutes ſervent d'introduction à la méde-cine-pratique, le Profeſſeur des Colonies terminera ſes leçons par cette dernière partie, qui ſeule *achève* le Médecin. Pour cet effet, il s'attachera eſſentiellement à définir & à décrire avec exactitude chaque maladie, à faire connoître ſes différentes cauſes, les dangers divers qui l'accompagnent; enfin le traitement qui lui eſt propre.

Afin de mettre l'ordre convenable dans l'enſeignement de cette partie importante, & employer le temps d'une manière utile à la Colonie qu'il habite, le Médecin du Roi traitera d'abord des maladies des arrivans des différentes parties du monde, enſuite de celles des naturels du pays, des femmes, des enfans, des vieillards, des habitans des villes, de ceux des plaines & de la montagne.

Dans la deſcription de chaque maladie, il fera voir les différences caractériſtiques, indiquera les cauſes prédiſpoſantes & accidentelles; &, après en avoir déduit le pronoſtic & les indications, il donnera les moyens qu'il jugera les plus propres à les remplir, ainſi que le régime qui convient dans les différens cas.

Mais il ne ſoumettra pas tout au même ordre. Les maladies particulières ne reſsemblant pas toujours aux deſcriptions générales, il fera l'hiſtoire de leurs variétés les plus fréquentes, & indiquera les ſymptômes extraordinaires qui leur donnent tel ou tel caractère.

Pour remplir, avec ſuccès, une tâche de cette importance, il fera de l'hôpital du Roi une école de Médecine clinique, de manière, toutefois, que l'enſeignement ne puiſſe nuire aux malades, dont la guériſon eſt le premier objet du Médecin.

C'eſt d'après ces principes d'humanité, que les malades doivent être diſtribués dans des ſalles particulières, préparées pour chaque genre de maladie, & confiés, des l'inſtant de leur entrée, à chacun des élèves, ſuivant leur capacité, leur zèle & leur intelligence.

Chaque élève tiendra un cahier féparé par colonnes, fur lequel il infcrira le jour & l'heure auxquels le malade eft entré à l'hôpital, fon nom & furnom, fa profeffion, fon âge, fa patrie (28).

Il n'infcrira fur chaque feuille que quatre malades (29), afin de laiffer un

(28) Pour juger combien il importe que le Médecin confidère le pays natal de fon malade, qu'on fe rappelle l'exceffive mortalité des Allemands, en 1747, à la Louifiane, &, en 1764, à Cayenne ; & l'on verra que les peuples des climats éloignés de la ligne, ont infiniment plus de peine à s'acclimater entre les tropiques, que ceux des provinces méridionales d'Europe.

Le Phyficien explique facilement pourquoi l'homme fort & robufte, habitant du nord de l'Europe, & particulièrement celui des montagnes, a tant à fouffrir, avant que fa fibre foit parvenue au degré de foupleffe néceffaire pour réfifter aux chaleurs de la zone torride. Mais le Médecin qui a pratiqué dans tous les climats, peut feul rendre raifon des différences qui exiftent dans les maladies des hommes de tempéramens & de conftitutions fi oppofés, & qui doivent faire confidérer la médecine comme individuelle.

(29) Au moins cela étoit-il fuffifant, en 1767 & 1768, à l'hôpital de l'Ifle de France, où, d'après des relevés très-exacts, pendant tout le temps que l'ordre que

efpace

eſpace ſuffiſant pour y relater ſuccinĉte-
ment leurs maladies précédentes, & y
marquer depuis quand & par quels ſymptômes s'eſt annoncée celle pour laquelle
chacun d'eux eſt entré à l'hôpital.

Dans ſes viſites, le Médecin accoutu-
mera ſes élèves à ne jamais faire de
queſtion inutile, & leur montrera le
danger d'omettre une ſeule de celles qui
ſervent à faire connoître exactement l'état
du malade.

Le pouls étant un des plus ſûrs indices de l'état de toutes les parties de
l'économie animale, le Profeſſeur le tou-
chera très-attentivement, le fera toucher
auſſitôt à ſes élèves, afin de former leur
tact à ſaiſir juſqu'à ſes moindres varia-

---

j'y avois établi a ſubſiſté, il eſt démontré que les troupes
n'ont pas perdu le ſixième de ce qu'elles ont perdu depuis.

Voyez le premier paragraphe de l'avertiſſement qui
précède les maladies des Nègres.

Voyez auſſi, note 8, *ibid.* les moyens employés pour
conſerver la ſanté des troupes de l'Iſle de France, avant
l'année 1769.

F

tions, & n'oubliera jamais de les inf-
truire des changemens & du préfage
que chacune de ces variations indique.

Guidés par fon expérience & fes
lumières, ils apprendront à juger de
l'état des fonctions vitales par celui de
la refpiration & du pouls; à prévoir ce
qu'on peut efpérer ou craindre des reffources ou de la foibleffe de la nature;
enfin, à affeoir leur pronoftic, & à déterminer les moyens de guérifon.

L'état de la bouche indiquera celui
des fonctions naturelles. La langue sèche
ou humide, jaune, pâle, rouge, la foif,
le dégoût, les naufées, les vomiffemens,
en font les fignes caractériftiques. L'état
des inteftins, la nature des urines, celle
des crachats & de la fueur, doivent être
confidérées avec la même attention.

L'afpect du vifage, la phyfionomie,
principalement les yeux & les autres fens
internes & externes, donneront aux élèves
de grands indices de l'état des fonctions
animales.

Les douleurs doivent être , dans toutes les maladies, d'une grande confidération. C'eft pourquoi le Profeffeur enfeignera à reconnoître avec précifion, leur fiège, fi elles font continues ou intermittentes, fixes ou ambulantes, ce qui les augmente ou les diminue, &c.

Toutes les maladies ayant des caufes & des effets particuliers, ont auffi leur caractère diftinctif, auquel le Médecin doit s'attacher effentiellement. Ainfi, dans la pleuréfie, les fymptômes décififs font le plus ou le moins d'intenfité de la douleur, l'état de la refpiration, la nature des crachats; dans l'ictère, c'eft la couleur de la peau, la nature des felles, des urines, & les vifcères du bas-ventre, qu'il importe de confidérer ; dans le plus grand nombre des maladies aiguës, & même dans plufieurs des chroniques, on doit palper avec un foin fcrupuleux les vifcères de cette capacité, &c.

Ajoutons qu'en obfervant avec atten-tion dans chaque maladie, tout ce qui intéreſſe le malade, l'objet de la principale ſollicitude du Médecin, doit toujours être le viſcère ſouffrant, & la région où il eſt placé (30).

Mais, comme il n'y a point d'objet auquel le Médecin des Colonies, & ſurtout le Médecin conſultant, doivent autant s'attacher qu'au pronoſtic, je vais me permettre de citer ici quelques exemples que me fournit ma pratique, & qui en feront mieux ſentir l'importance, que ne pourroient le faire les principes & le raiſonnement. Ces exemples ſont du nombre de ceux que la diverſité d'opinions de mes confrères a rendu publics,

---

(30) J'ai ſouvent été appelé en conſultation à de très-grandes diſtances, pour voir des malades ſur l'état deſquels pluſieurs Médecins réunis n'étoient point d'accord. Dans toutes ces occaſions mon pronoſtic a été principalement déterminé par le pouls, les douleurs & la phyſionomie; & quoique, en général, le pronoſtic ſoit, pour ainſi dire, l'effet d'un coup d'œil, je puis aſſurer qu'il eſt très-rarement arrivé que l'enſemble des ſymptômes m'ait trompé.

& qui même ont fait beaucoup de bruit dans le temps.

En 1777, au Cap Français, Ifle Saint-Domingue, nous fûmes appelés trois de mes confrères & moi, à fix heures du matin, pour confulter fur l'état de M. *Lambert*, arrivé d'Europe depuis peu de temps.

M. Lambert entroit dans le feptième jour de fa maladie. Nous le trouvâmes debout au milieu de fon appartement, ne reffentant aucune efpèce de douleur, grondant beaucoup ceux qui nous avoient appelés, & affurant qu'il n'étoit point malade. Son pouls étoit intermittent, peu fébrile, fa converfation peu fuivie. Il avoit au blanc de l'œil une légère teinte jaune, & ne marchoit qu'avec beaucoup de difficulté. C'étoit un homme de trente ans, des mieux faits & des mieux conftitués.

Pour ne pas augmenter l'impatience & la mauvaife humeur que notre pré-fence lui avoit caufées, nous fortîmes prefque qu'auffitôt de fa chambre. En defcendant l'efcalier pour aller délibérer fur fon état, dans un autre appartement, un de mes confrères me demanda ce que j'en penfois. Je répondis qu'il falloit fur le champ lui appliquer des véficatoires aux jambes, attendu qu'il étoit frappé d'une maladie maligne d'autant plus redoutable, qu'il ne reffentoit pas la plus légère douleur. Tous ces Meffieurs affurèrent que je me trompois, que la maladie n'étoit qu'une fièvre double-tierce ordinaire, & que j'étois le feul qui eût trouvé le pouls intermittent. Je les priai de remonter pour toucher le pouls une feconde fois. En rentrant, ils me dirent qu'ils avoient effectivement obfervé l'intermittence dont je parlois, & qu'ils jugeoient néceffaire que nous nous réuniffions de nouveau, le lendemain matin, pour voir fi le malade auroit befoin de véficatoires. Je répliquai vivement qu'il feroit mort le foir même. Enfin, après avoir foutenu chacun notre opinion,

nous convîmmes que l'heure de la consultation feroit avancée & fixée à midi
du même jour. Nous trouvâmes le malade jaune comme un *fouci*, & dans
le coma; la déglutition fe faifoit déja
difficilement. Il mourut à fept heures &
demie du foir. J'ai été mandé, dans la
même ville, pour une perfonne d'une
très-grande confidération, qui étoit au
douzième jour d'une maladie maligne,
dans le cours de laquelle on avoit eu l'imprudence de faire plufieurs faignées.
Crainte de l'effrayer, on fit une confultation fur le fimple expofé des Médecins
ordinaires. Le réfultat de cette confultation fut qu'on lui feroit manger une
foupe, & prendre, dès le foir même, du
quinquina; M. Monaix, l'un des conful-
tans, étoit fur-tout de cet avis; je per-
fiftai à ne donner le mien, qu'après que
j'aurois vu la malade. Mais, quel fut
mon étonnement de la trouver, deux
heures après, les yeux fixes! Le pouls
étoit très-petit, intermittent & convul-

fif; le froid des extrémités commençoit
déja à se manifester; enfin, elle étoit
presque sans connoissance.

Je fis sur le champ appliquer de larges
véficatoires aux jambes, & ordonnai une
potion très - cordiale.

J'assurai que nous parviendrions à rani-
mer la malade; mais que nos soins étant
trop tardifs, dans trente heures elle n'exis-
teroit plus.

Le jour même, M. le Vicomte de
Choiseul m'écrivit pour me prier d'aller
visiter M. Sainthey, Chevalier de Saint
Louis, & Commissaire des limites de
la Colonie. Je le trouvai à son bureau
comptant de l'argent. Devenu jaune dès
le quatrième jour de sa maladie, sa
physionomie étoit très-altérée, son pouls
mauvais ; la peau avoit déja ce froid
humide d'une nature si particulière , qu'il
ne se manifeste, sur-tout entre les tropiques, que dans les derniers jours, &
quelquefois dans les dernières heures des
fièvres malignes du plus mauvais genre,

J'avertis M. de Choiseul que le malade mourroit le jour même, & que rien n'étoit plus inftant pour fes proches, que de lui faire arranger fes affaires.

Ces trois malades morts aux heures que j'avois annoncées, firent redouter mon pronoftic. Mais, fi fa jufteffe en a fait craindre le prononcé à quelques malades, il en eft une infinité d'autres qu'il a raffuré de leurs craintes, & dont le traitement, déterminé par une feule vifite, les a conduits à une heureufe convalefcence.

De ce nombre fut M. Jubelin, Capitaine Dunkerquois. Il étoit à fon treizième jour d'une fièvre putride, lorfque je fus appelé. Ce malade, d'un âge avancé, avoit le pouls peu fébrile, mais très-petit, comme il arrive prefque toujours dans ces climats à la fin des *putrides*. Ce qui inquiétoit le plus fes proches & M. *Saizeron*, Chirurgien-Major du Régiment du Cap, étoit un hoquet très-fatigant, qui, n'ayant pu être calmé depuis fix jours, faisoit considérer le malade comme un homme perdu. Après avoir scrupuleusement examiné l'ensemble des symptômes, je reconnus que la foiblesse seule étoit la cause actuelle de ce hoquet ; que, malgré les apparences, la maladie alloit être terminée heureusement ; & que, pour cet effet, le malade n'avoit besoin que d'être soutenu. En conséquence, je n'hésitai pas à lui faire prendre, sur le champ & en ma présence, une petite rôtie avec un bon verre de vin d'Espagne. Ainsi que je l'avois prévu, le hoquet s'arrêta ; M. Jubelin alla de mieux en mieux, & fut en état, très - peu de temps après, de reprendre le commandement de son vaisseau.

Dans de semblables circonstances, j'ai souvent obtenu par les mêmes moyens les mêmes succès, notamment deux fois pour M. *Lalanne* l'aîné, alors Administrateur de l'habitation Mazère, de la grande rivière, pour qui MM. *Beauclair* & *Saint-Mont*, Chirurgiens établis dans ce quartier, m'avoient appelé dans la nuit, avec recommandation de faire la plus prompte diligence.

Dans le même temps, une jeune veuve Européenne, réſidant habituellement au Cap, rue de Penthievre, & qui étoit alors à la campagne près de la montagne du Bonnet-à-l'Evêque, fut réduite à un état de foibleſſe & de danger par une fièvre lente, accompagnée de vomiſſemens continuels, qui la fit conſidérer comme ſans reſſource par ſon Médecin ordinaire, l'un des conſultans, autrefois Profeſſeur dans une de nos principales villes maritimes.

Malgré l'éloignement de ma réſidence, je cédai aux preſſantes ſollicitations qui me furent faites d'aller viſiter cette malade. Après un examen ſérieux de ſon état, j'avertis ſecrètement que les accidens qu'elle éprouvoit étoient l'effet d'une groſſeſſe.

Je ne ſais ſi ce coup-d'œil, qui empêcha de faire des remèdes, a été plus précieux à la malade qu'à celui à qui j'en faiſois confidence : ce qu'il y a de certain, c'eſt qu'il eſt devenu ſon époux dès que la malade a pu être tranſportée à l'Ègliſe , & que la mère & l'enfant jouiſſent d'une belle ſanté.

Mon objet, en rapportant ces faits particuliers, eſt, comme je l'ai déja dit, d'inviter le Médecin des Colonies, & ſur-tout le Médecin conſultant, à s'attacher particulièrement au pronoſtic. Rien de ſi multiplié que les occaſions où la diſtance des lieux ne l'empêchera pas d'être appelé pour des malades en danger, auprès deſquels il ne pourra ſe diſpenſer de ſe rendre , ſi toutefois l'état de ſes malades ordinaires lui permet de s'abſenter.

J'ai ſouvént été appelé de ſept, huit, dix, douze, quinze lieues, & même davantage, & cependant forcé de m'en retourner le même jour. D'après mon pronoſtic, je preſcrivois ce que je jugeois convenable pendant toute la durée de la maladie, & l'on m'envoyoit enſuite des couriers ſuivant l'exigence des cas. Cela m'eſt principalement arrivé pour MM. *du Poëy*, M. le Comte *Félix de Pardieu*, à Jacqueſy & aux environs, & à des diſtances encore plus éloignées, pour M. *de Mathy*, au Fort Dauphin, Madame *Meſnard* aux Galeries du Dondon, & pluſieurs autres ; & dans le plus grand nombre de ces occaſions, une ſeule viſite & ma correſpondance ont ſuffi pour guérir le malade.

Il ne ſuffit pas que les viſites du Médecin de l'hôpital ſoient bien faites ; il faut encore que ſes ordonnances ſoient fidèlement & ponctuellement exécutées. Le premier de ces avantages dépend de ſa capacité ; l'autre, de l'ordre qu'il a établi dans *cet aſyle des malades*, de la manière dont il a ſu lier & enchaîner entre elles toutes les parties du ſervice, de la bonne volonté & de l'intelligence des coopérateurs de cet important ouvrage.

Le livre des viſites du Médecin doit ſervir aux élèves de point de ralliement

& de règle de conduite. Pour cet effet, les plus capables d'entre eux doivent se pénétrer sans cesse des motifs qui ont déterminé les ordonnances du Médecin dans ses visites successives, & des vues qu'elles annoncent pour l'avenir, afin d'être à chaque instant en état de les interpréter, & de remplacer le Professeur au premier changement qui pourra survenir dans l'intervalle d'une visite à l'autre, même dans les maladies les plus difficiles à traiter, tant par leurs variations, que par les contre-indications.

Les principes donnés dans les leçons étant conformes à la pratique de l'hôpital, les élèves (31) parviendront ainsi peu à peu à rendre raison des motifs qui ont déterminé le Médecin à prescrire tel ou tel remède, à distinguer les cas où il est nécessaire & souvent instant d'agir, d'avec ceux où il ne faut qu'être expectant; enfin à se dire à eux-mêmes, dans

____

(31) Au moins les plus intelligens.

les momens les plus urgens : « Le Pro-
» feſſeur n'ayant trouvé aucune indica-
» tion à remplir, n'a ordonné que la
» *diète*, & ce mot feul placé à côté du
» numéro du malade, en eſt la preuve
» convaincante.

» Nous ſommes ici pour veiller les
» ſymptômes qui ſurviendront en ſon
» abſence, & lui en rendre compte, afin
» de le mettre en état, dans ſes viſites
» ſubféquentes, de décider ſi la nature
» peut encore ſe ſuffire à elle-même,
» ou ſi elle a beſoin d'être aidée, ſoit
» en diminuant le volume du ſang, ſoit
» en vidant l'eſtomac, ou en rempliſſant
» telle ou telle autre indication ».

Dans la plupart des hôpitaux d'Europe,
& même de ceux des Colonies, un aide-
Apothicaire eſt chargé d'écrire les remèdes ordonnés par le Médecin ; un élève
en chirurgie, les ſaignées, les cataplaſ-
mes, les fomentations, le panſement des
véſicatoires ; & un commis des entrepreneurs ou de la régie écrit tout ce qui

concerne le régime : de sorte qu'à la visite suivante, le Médecin, pour se rappeler son ordonnance, est obligé de parcourir successivement trois cahiers différens ; souvent même, pressé par le temps, il ne peut y jeter les yeux.

Cette méthode barbare entraîne une foule d'inconvéniens, tant pour les malades, que pour le Médecin & ses élèves.

Par-tout où j'ai fait le service de l'hôpital, j'ai eu deux livres de visites, sur lesquels étoit écrit exactement tout ce qui concernoit la pharmacie, la chirurgie & le régime. L'un étoit tenu par l'Apothicaire, l'autre par un Chirurgien.

Ma visite étoit également suivie dans chaque salle par le premier Elève-Chirurgien qui y étoit attaché en chef. Il me rendoit compte, son cahier à la main, des effets des remèdes (32), des

____

(32) Si, suivant l'usage, ce compte m'eût été rendu par l'Apothicaire, mes élèves n'ayant eu aucun intérêt à l'exécution de mes ordonnances, s'en feroient tenus chacun à leur partie, & ne feroient jamais devenus des sujets propres pour les Colonies.

changemens

changemens furvenus, de ce qu'avoit éprouvé le malade, en un mot, de tout ce qui s'étoit paffé depuis ma dernière vifite.

Ce chef de chaque falle, chargé de tout furveiller, maintenoit chacun à fon devoir, & principalement les infirmiers. Pendant ma vifite, dans les affections de la gorge, il examinoit en ma préfence, la luette, les amygdales; dans le fcorbut, les gencives, les taches des jambes; & ainfi des autres parties affectées, fuivant le genre & l'efpèce de maladie. Il m'en rendoit compte à l'inftant, ou me mettoit en état d'en faire moi-même l'examen, fans retarder le fervice.

C'eft dans cette vue que, pour mettre les mufcles de l'abdomen dans l'état de relâchement, il faifoit un peu élever la tête & fléchir les cuiffes de ceux des malades à qui il étoit néceffaire de palper les vifcères du bas-ventre.

Par ces moyens, j'ai pu vifiter d'une manière convenable à leur état, jufqu'à

cent malades par heure (33); & dans
les épidémies, même les plus longues &
les plus opiniâtres, j'ai obtenu des fuccès, qui, j'ofe le dire, étoient autant
l'effet de l'ordre que j'avois établi, que
des principes de nos grands maîtres.

Tous les jours, à une heure fixe &
dans l'intervalle du fervice des malades à l'exercice de l'amphithéâtre, chaque élève repréfentera fon cahier d'obfervations au Médecin en exercice, qui le
dirigera dans l'ordre qu'exige un travail
de cette importance. Pour cet effet, il
eft indifpenfable que chaque élève faffe
une copie exacte du cahier de vifites de la
falle des malades dont il eft chargé.

Les ordonnances feront toujours pro-

____

(33) A Kourou, chef-lieu de la nouvelle Colonie
de Cayenne, j'ai vifité jufqu'à 700 malades, & prefque
toujours environ 200 difperfés dans le camp; &, quoique
les logemens de ces derniers fuffent affez près les uns
des autres, ces 200 malades m'emportoient toujours plus
de temps & me donnoient beaucoup plus de peine que
ceux de l'hôpital.

noncées dans la langue de la nation, à laquelle appartiendra l'établissement, afin d'éviter les *quiproquo* funestes qu'entraîne l'usage de les écrire en latin (34). Il y a d'ailleurs de la dureté à refuser à un malade la consolation d'entendre ce qui lui est prescrit, & de l'exposer par-là à prendre un remède pour un autre.

Le Médecin assez indifférent pour n'être pas jaloux de la confiance de son malade, n'est pas digne de lui sauver la vie. Le zèle & l'humanité sont incompatibles avec des ordonnances sèches, quelquefois impossibles à exécuter, & brusquement prononcées. Le Médecin doit à ses élèves

----

(34) J'ai rencontré dans le cours de ma pratique plusieurs Apothicaires instruits, notamment à Cayenne, M. Thomas, qui avoit servi dans les hôpitaux en Allemagne; & au Cap, un Religieux de la Charité, tellement habitués à écrire les ordonnances en latin, qu'il leur eût été difficile, avec la meilleure volonté, de se conformer à mon usage. Aussi, dans ces circonstances, je prononçois en françois & ils écrivoient en latin.

l'exemple d'une douceur & d'une bonté aussi soutenues qu'éclairées, mais aussi d'une grande fermeté; car la foiblesse doit être un motif d'exclusion de toute place d'hôpital.

Indépendamment des interrogations, des examens & des concours publics, dont l'objet est de faire naître & de soutenir le zèle, l'émulation & l'amour du travail parmi ses élèves coopérateurs, le Médecin du Roi sollicitera de la justice & de l'équité des Administrateurs - Généraux, des gratifications annuelles pour les plus capables d'entre eux, proportionnées aux services qu'ils auront rendus.

Dans aucune Colonie, je n'ai jamais demandé pour moi, ni eu de gratification; mais j'en ai sollicité, & il m'en a souvent été accordé pour les élèves les plus distingués, qui ont servi sous mes ordres. Ces encouragemens ont été peu coûteux, & ont toujours produit le meilleur effet.

Celui qui *sacrifie son sommeil* & confacre fes veilles au foulagement de l'humanité fouffrante & aux progrès de fon art, ne doit pas refter fans récompenfe.

Il n'eft point de région où il importe autant que fous la zone torride, de féparer les malades, ceux fur-tout qui font attaqués de maladies putrides, éruptives, fcorbutiques, &c. d'avoir une falle de convalefcens dans tous les hôpitaux des villes, principalement de celles qui font fituées dans des bas-fonds, & une maifon de fanté dans la montagne la plus favorablement expofée. Le Médecin du Roi développera à fes élèves les avantages qui réfulteront de ces établiffemens (35).

En traitant dans un grand détail des maladies des Européens entre les tropiques, de celles des Naturels du pays ou

------

(35) Les avantages d'une maifon de fanté dans la montagne, & les motifs qui doivent en déterminer l'établiffement, fe trouvent détaillés pages 63 & fuivantes des maladies des climats chauds, où nous avons fait remarquer que toutes les montagnes ne font pas également propres à remplir cet objet.

G 3

Créoles, des femmes, des enfans, &c.,
il observera que le fléau le plus redoutable pour l'Européen transplanté dans
ces climats brûlans, est une fièvre nerveuse, dont la cause principale est la putridité, & l'effet la détérioration de l'esprit vital ; mais que cette dégradation du
fluide nerveux est constamment relative
aux causes qui la produisent, à la diversité
des tempéramens, & au séjour plus ou
moins long qu'on a déja fait dans la Colonie, avant d'essuyer cet assaut du climat.

Le génie médical consiste à saisir les
rapports constans de ces mêmes causes
avec leurs effets ; à ne s'en pas laisser im-
poser par les apparences (36) ; à calculer

(36) L'apparence la plus trompeuse est lorsque le
malade assure qu'il ne sent aucun mal. Il n'est pas rare
de voir des gens de l'art promettre guérison dans cette
circonstance, tandis qu'il arrive quelquefois que le sujet
meurt dès le lendemain ou le jour même. Mais cette
funeste sécurité du malade n'en impose jamais au vrai
Médecin, parce qu'il sait qu'il doit toujours y avoir
proportion entre le mal & ses effets, & que toutes les
fois que cette proportion n'existe pas, la maladie est
maligne.

l'action continuelle d'un air chaud & humide sur une fibre forte & résistante chez les uns, molle & sans ressort chez les autres; à diriger toujours le traitement d'après ces différences qui dépendent essentiellement de l'organisation, de la conduite, des peines, des chagrins, en un mot, des dispositions physiques & morales du sujet, dispositions qui rendent sa fibre plus ou moins irritable.

Nous allons terminer ce discours par quelques réflexions & quelques exemples, qui rendront cette dernière observation sensible.

Deux Européens de même âge & de même constitution (37), arrivés en même temps dans une Colonie, sont attaqués d'une fièvre inflammatoire, accompagnée des mêmes symptômes. Ils ont incontestablement besoin, l'un & l'autre, d'être saignés, d'user de boissons tempérantes, acidulées & nitrées, & de lavemens.

____

(37) Ce qui ne doit pas être entendu rigoureusement.

G 4

Mais l'un des deux eft en proie à un chagrin profond, d'autant plus funefte, qu'il eft de nature à ne pouvoir être confié, tandis que le fecond n'a d'autre fujet d'inquiétude que fon mal.

Si le Médecin les abat par une égale quantité de faignées, le traitement conduira ce dernier à une foibleffe falutaire, & l'autre à un épuifement mortel, parce que chez celui-ci, la première atteinte portée à l'ordre de l'économie animale, ayant agi fur le cerveau & l'efprit vital, fa maladie n'a que l'apparence de l'inflammation.

Ce parallèle démontre évidemment qu'on ne fauroit être trop réfervé fur toutes fortes d'évacuations, principalement fur la faignée. Le Médecin doit, dans cette dernière circonftance, foutenir les forces de fon malade, s'oppofer aux funeftes effets de la putridité, en un mot, faire un traitement mixte. Avec fageffe & circonfpection, il s'informera fecrètement de l'état de fes affaires, de fa pofition actuelle; s'il n'a point été forcé de renoncer à de grandes espérances, qui seules l'ont déterminé à s'expatrier. Dans cette circonstance aussi délicate pour le malade que pour le Médecin, celui-ci ne se bornera pas à faire froidement ses visites & ses ordonnances; il doit au contraire, par état & par humanité, en suivre graduellement les effets, lui donner ou lui faire donner toutes les espérances, toutes les consolations dont il a besoin pour résister à son ennemi, & rendre la médecine victorieuse; enfin se considérer plutôt comme l'ami du malade, que comme son Médecin.

En 1777, un Européen âgé de trente-deux ans, & arrivé depuis trois au Cap, Isle Saint-Domingue, où il n'avoit pas encore éprouvé de maladie, s'étant apperçu un peu tard de quelques dérangemens dans ses affaires, fut tellement affecté de la crainte de perdre dans l'opinion publique la considération dont il jouissoit, que cette crainte le suivoit par-tout, même à la campagne, où vainement il chercha dans la diffipation les moyens d'adoucir fon chagrin. L'idée de la néceffité où il étoit de retourner à la ville, au centre de fes affaires, lui caufoit fur-tout des refferremens, des crifpations douloureufes dans toutes les parties précordiales. En effet, dès le lendemain de fon retour au Cap, il fut pris d'une fièvre qui s'annonça par des fignes inflammatoires (38).

Ayant été appelé auffi-tôt, j'ordonnai une faignée ; mais le fociétaire du malade m'ayant averti fecrètement qu'il exiftoit une caufe morale, & que le fujet étoit doué d'une très-grande fenfibilité, je n'infiftai point fur cette évacuation ; j'adminiftrai l'émétique d'abord comme vomitif, enfuite comme altérant & antiputride.

---

(38) Les maladies qu'on éprouve ordinairement en été dans cette Colonie, commencèrent, cette année, dès la fin de Mars, & fe manifeftèrent, après un longue féchereffe, par des fièvres inflammatoires.

Après un examen férieux & réfléchi de la caufe du mal & de fes effets, j'allai fans balancer trouver les repréfentans des Adminiftrateurs-Généraux ; je leur expofai l'état du malade, & les affurai que la crainte feule de perdre fa confidération, lui faifoit éprouver une fièvre maligne à laquelle il fuccomberoit infailliblement, s'ils n'avoient la générofité de manifefter un grand intérêt à fa pofition, afin d'arrêter cette funefte caufe, & de donner à la médecine le temps d'en détruire les effets.

Les Adminiftrateurs qui n'avoient befoin que d'être prévenus, envoyèrent régulièrement foir & matin, favoir des nouvelles du malade ; &, comme je les en avois priés, leur émiffaire avoit ordre de lui parler chaque fois, & de prendre l'heure de mes vifites. C'étoit le vrai moyen de tranquillifer & de rétablir fon moral, fans troubler fon repos ni déranger les fecours phyfiques.

Des hommes qualifiés que le malade

voyoit quelquefois en société, les principaux Négocians & autres notables, imitèrent les Adminiftrateurs; & autant que fon état put le mettre, je confentis qu'il parlât à tout le monde (39). Ces précautions produifirent le bon effet que j'en attendois. La gravité de la maladie n'empêcha pas que le malade ne fût très-fenfible à un empreffement que fes qualités perfonnelles, & le defir de favoir comment je le conduifois, rendirent général.

Nous ne parvînmes pas à empécher que le délire ne furvînt; il ne fe termina même que le treizième jour; mais il fut modéré, & l'imagination ne fe porta point fur des objets fombres & noirs.

L'état des yeux, celui de la peau, de la langue, des felles, des urines, & prin-

____

(39) Ma conduite fut généralement condamnée, furtout par les gens de l'art. Il eft vrai que la caufe du mal étoit ignorée, & que les Adminiftrateurs feuls en furent inftruits, ainfi que les amis les plus intimes du malade.

cipalement du pouls, furent mes guides pour ne point troubler la nature dans ses fonctions, pour saisir les instans d'administrer le camphre à petite dose, ordonner l'application des vésicatoires (40), le quinquina, & n'insister cependant sur ces remèdes véritablement antiputrides, qu'autant que leur indication subsisteroit, afin de détruire peu à peu les embarras du cerveau, & de terminer une maladie dont la cure a duré près de soixante jours, & la convalescence (41) environ six mois. Cette maladie, à laquelle presqu'une Colonie entière a pris le plus grand intérêt, a, j'ose le dire, beaucoup honoré mon zèle & mon empressement à servir l'humanité.

A peine ce malade fut hors d'affaire,

---

(40) J'avois la confiance entière du malade & de ses proches. L'application des véficatoires seule me fit éprouver quelques difficultés ; on prit l'avis de quelques-uns de mes confrères pour cette application qui fut faite à minuit.

(41) D'abord à la plaine, ensuite dans la montagne.

que j'eus occasion d'employer les mêmes moyens pour un Négociant attaqué d'une fièvre maligne, survenue presqu'immédiatement après une vexation inattendue, qu'il venoit d'éprouver à la suite de la rupture d'un acte de société qui l'avoit ruiné. Les soins affectueux que je partageois avec M. *Garnier*, son Chirurgien, &, sur-tout, la certitude dans laquelle j'entretenois le malade, qu'une des plus fortes maisons de commerce du Cap, lui feroit toutes les avances dont il auroit besoin pour travailler de nouveau, firent cesser tous les accidens, & la maladie se termina au vingt & unième jour.

Les temps & les instans où il convient d'administrer les remèdes seront indiqués par le Professeur au lit des malades. Cette connoissance est d'autant plus essentielle, qu'en général on les emploie à des périodes où ils ne manquent jamais de déranger les crises de la nature (42).

____

(42) L'action d'un médicament dépend de sa préparation, de sa qualité, de la dose & du temps auxquels

D'ailleurs, les maladies malignes diffèrent tellement entre elles, que quoique leur terme le plus ordinaire soit du cinq au sept, & du neuf au onze, il arrive

---

il est administré ; mais elle est toujours relative à la disposition du corps sur lequel il agit, disposition qui favorise son opération ou s'oppose à ses effets.

Par exemple, dans les parties basses de l'Europe, dans le voisinage des marais & dans les hôpitaux mal administrés de cette partie du globe, l'extraction d'une once de quinquina dans trois demi-septiers d'eau bouillante, avec un gros de sel d'absinthe, pris, chaque jour, par verrées, pendant la rémission de la fièvre maligne nerveuse, suffit ordinairement pour rehausser le ton des solides, accélérer la circulation, & faciliter les sécrétions.

Tandis que dans une infinité de cas, entre les tropiques, le relâchement est tel, qu'on n'obtient ces effets qu'en portant l'usage de ce remède, en apozème, jusqu'à quatre, cinq & six onces par vingt-quatre heures ; principalement lorsque la cause de la maladie est morale ; que l'abattément est excessif ; que les inquiétudes se font sentir vers les parties précordiales ; que le pouls est petit, serré, vîte, inégal ; que les désordres de la circulation sont manifestes ; en un mot, selon le genre d'affection du système nerveux. Mais, comme ie malade ne pourroit prendre une si grande quantité de cet apozème, je mets sur les trois demi-septiers d'eau deux onces de quinquina & un gros & demi de sel d'absinthe ou de terre foliée de tartre.

cependant que quelques malades en périffent le troifième, à moins que, le jour même de l'attaque de la maladie, ou dès le commencement du fecond, on ne fe décide à adminiftrer l'émétique & à appliquer, en même temps, de larges véficatoires aux jambes, application qui ne doit pas être faite tant que l'irritation fubfifte, car, dans cette circonftance, il feroit dangereux d'augmenter l'action de la fibre.

Mais cette prompte détermination fuppofe un tact qui, je le répète, ne s'acquiert qu'au lit du malade ; c'eft là feulement qu'il eft permis d'efpérer d'apprendre à faire ces précieufes diftinctions.

Dans cette même ville du Cap, pendant les chaleurs exceffives du mois d'août de la même année 1777 (43), je manquai d'être victime d'une pareille ordonnance.

---

(43) Lors de la révolution que j'y éprouvai huit mois après mon arrivée.

J'étois

J'étois dans le délire & au cinquième jour de la maladie, pour laquelle on venoit de me prescrire des vésicatoires aux jambes. M. *Granier*, Chirurgien, m'ayant proposé de me les appliquer, ne fit aucune impression sur mon moral, sans doute parce que mon état ne me permit pas de comprendre ce qu'il me disoit. Mais les emplâtres qu'il me montra me frappèrent si vivement, que revenant aussitôt à moi, je l'assurai, en me mettant précipitamment sur mon séant, que j'étois *dans le feu*, & que ce secours me convenoit si peu, que les seuls remèdes d'où je pusse attendre *guérison*, étoient un air frais & une eau de bonne qualité. En conséquence, dès quatre heures du matin (huit heures après), je me fis transporter au quartier Morin, où, par le seul changement d'air, je fus huit jours après hors de tout danger. J'entrai en convalescence, & fus dès-lors en état de conduire sur l'habitation Mazère, éloignée d'une lieue de celle où j'étois, le traitement de

H

M. *Poulet*, qui éprouvoit la même révolution, & qui avoit été jugé fans efpérance par les Chirurgiens de cette habitation.

Je fuis très - furpris que les Médecins d'entre les tropiques ne foient pas encore d'accord fur la queftion importante de favoir fi l'on doit refter dans la ville même où l'on eft tombé malade, ou s'il eft plus avantageux de fe faire tranfporter à la campagne. J'ai agi fur ce point pour moi-même comme pour les autres; & j'avoue que j'ai été flatté de trouver, dix ans après, ma pratique à cet égard abfolument conforme à celle du célèbre Docteur *Lind*.

CONCLUSION.

On a vu dans ce difcours, combien il importe que le Médecin qui fe deftine pour le fervice des Colonies, foit déja un homme inftruit, honnête, affidu, actif & laborieux; & quels font le nombre & l'étendue des connoiffances locales qu'il a encore à ajouter à celles qu'il possède, pour en faire une heureuse application & se rendre vraiment utile dans ces climats.

Il résulte de ce que nous avons dit des qualités personnelles du Médecin du Roi dans une Colonie, de ses talens, de ses devoirs, de son zèle, de son dévouement, de sa patience, de son affection pour ses malades, de sa douceur & de sa fermeté envers ses disciples, ses élèves & ses coopérateurs;

1°. Que le Gouvernement ne sauroit apporter trop d'attention & trop de réflexion sur le choix de l'homme qu'il destine à aller remplir dans ces possessions éloignées une tâche à la fois si pénible, si difficile & si importante;

2°. Qu'il est de la prudence & de la sagesse du Ministère, ou plutôt de nécessité absolue de lui donner un second, &, pour ainsi dire, un autre *lui-même*, capable de le suppléer & de le représenter en tout & par-tout.

H 2

Nous croyons avoir fuffifamment démontré,

1°. Combien il eft intéreffant pour
le falut des malades, que les hôpitaux
d'entre les tropiques foient bien fitués,
bien aërés, &c. & de profcrire de ces
établiffemens l'adminiftration par entreprife, dont l'ignorance & la cupidité font
le partage, comme les ravages les plus
funeftes en font la fuite;

2°. Qu'il ne l'eft pas moins d'établir
l'ordre & la tenue les plus févères dans
ces afyles facrés.

3°. L'utilité d'un journal, tenu par le
Médecin du Roi & fon collègue, de
toutes les obfervations intéreffantes faites
dans chaque hôpital, lefquelles réunies à
celles que fourniroient tous les hôpitaux
d'entre les tropiques, formeroient un dépôt précieux dans lequel la Médecine-
Pratique trouveroit de nouveaux moyens
de fe perfectionner.

Ce que nous avons dit de la fophifti-
cation des médicamens envoyés d'Europe

dans les Colonies, suffit pour réveiller l'attention du Gouvernement sur le choix des fournisseurs & des dispensateurs sur les lieux.

Nous nous flattons également d'avoir démontré la nécessité de n'envoyer dans les Colonies, que les seules substances médicinales étrangères à leur sol, & d'avoir, à cet effet, dans ces possessions éloignées des Apothicaires - Chymistes, capables d'extraire les principes des productions locales, & de fournir à la médecine la majeure partie des médicamens envoyés d'Europe, qui le plus souvent se décomposent dans les traversées, & qui coûtent au Gouvernement des sommes considérables.

Nous pensons que le Ministère ne sauroit trop se pénétrer des réflexions que nous nous sommes permis sur les accouchemens. La population de nos établissemens au-delà des mers en dépend trop immédiatement, & par suite l'objet de l'importation des Nègres, pour que cet article ne mérite pas toute son attention.

Il ne nous reste plus qu'à former des vœux pour que le Souverain, aussi chéri, aussi respecté dans ses Colonies, qu'il l'est dans la Métropole, & qui veille avec la même tendresse sur le sort des habitans de ces possessions éloignées, comme sur tous ses sujets d'Europe, prenne en considération des observations qu'une expérience de plus de trente années, passées à son service, nous a fournies.

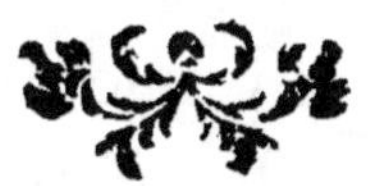

OBSERVATIONS

SUR

LE TÉTANOS,

Ses différences, ses causes, ses symptômes;

AVEC

Le traitement de cette maladie, & les moyens de la prévenir.

INTRODUCTION.

LA médecine est une science de faits & d'expérience. Elle a, comme toutes les autres, ses loix générales; mais elle en a aussi de particulières & de très-diver-sifiées, qui se modifient encore à raison de la variété des climats, du physique, & du moral de chaque individu.

Plus les maladies sont graves, plus il importe de rechercher les causes qui les produisent. Cette connoissance peut seule conduire aux moyens d'en arrêter, & , ce qui eft plus utile encore, d'en prévenir les funeftes effets.

Si l'enthoufiafme adopte trop légère-ment les chofes nouvelles, l'entêtement qui fait tout rejeter , perpétue l'igno-rance & fes ravages : ces extrêmes font également funeftes. L'homme de l'art doit être inacceffible à l'un & à l'autre.

Le *tétanos* , la plus violente & la plus deftructive des maladies convulfives, qui attaque indiftinctement en Afie, en Afri-que , en Amérique, & quelquefois en Europe, tous les individus du regne ani-mal , eft fans doute une de celles fur lef-quelles il eft néceffaire que les Médecins qui ont long-temps pratiqué dans les dif-férentes parties du monde, mettent au jour ce que l'expérience leur a appris, fur-tout dans un temps où le Miniftère fem-ble ouvrir les yeux fur les ravages de cette efpèce de maladie.

Je vais entrer dans des détails que le plan de mes obfervations fur les maladies des Nègres, & celui de mes obfervations générales fur les maladies des climats chauds, ne m'ont pas permis de placer dans ces Ouvrages.

Je fuivrai dans celui-ci (1) l'ordre obfervé dans le *Projet d'inftruction* que la Société Royale de Médecine vient de publier fur ce fléau deftructeur, parce que cet ordre des matières eft néceffaire au but que je me propofe, de difcuter les différentes opinions adoptées ou rejetées par cette Compagnie.

CHAPITRE PREMIER.

Examen du Projet d'inftruction fur le Tétanos, publié par la Société Royale de Médecine.

J'OBSERVERAI d'abord que les variations multipliées que cette Compagnie

____

(1) Cet ouvrage étoit prêt à être mis fous preffe, il y a plus de deux ans. Des circonftances particulières en ont retardé l'impreffion.

a remarquées dans les écrits des Auteurs qu'elle a consultés sur le *tétanos*, n'ont eu d'autre cause que le desir de donner du nouveau & du merveilleux, qui, à défaut de faits & d'observations, a porté ces Écrivains à présenter les cas les plus rares & les plus extraordinaires, comme se rencontrant journellement dans la pratique. Souvent aussi, ignorant les causes & les effets du *tétanos*, ils ont donné ce nom à des convulsions qui ne sont point du tout celles qui constituent cette maladie, tandis qu'ils l'ont méconnue, lors même qu'elle étoit accompagnée de tous ses caractères. C'est ce que nous allons développer dans ce chapitre.

J'ai distingué le *tétanos* en *essentiel* & en *symptomatique* (2). Cette distinction, si importante dans la pratique, n'a été faite par aucun des Auteurs cités par la Société Royale.

On lit dans le Résumé de son *Projet*

---

(2) Maladies des climats chauds, pages 146 & suivantes.

d'inftruction (3) : « La connoiffance de la caufe qui a donné lieu au *tétanos*, doit fixer l'attention du Praticien : elle feule peut diriger le choix des fecours qu'il doit employer ».

Ce précepte important fe trouve développé dans mes Obfervations fur les Maladies des Nègres (4), imprimées en 1776, où, après avoir rapporté les détails de la maladie & de la cure de *Louis*, Domeftique de M. de Riviere (5), attaqué du *tétanos* dans une fièvre putride, j'ai dit : « Le *tétanos* furvient plus fouvent dans les pays chauds à la fuite des bleffures, & même des inflammations des vifcères, que dans les fièvres putrides. Je l'ai obfervé dans l'*hépatitis*. Dans tous les cas il eft effentiel de porter la plus fcrupuleufe attention à diftinguer les caufes qui le produifent : on commettroit fans cela

____

(3) Page 94.

(4) Pages 54 & 55.

(5) Officier de la Légion de l'Ifle de France.

des erreurs groffières; par exemple, l'ufage
affez général d'employer la faignée, &
même de la répéter fouvent dans le
tétanos, à deffein de dégager le cerveau ,
eft très-pernicieux dans celui qui furvient
dans la fièvre putride, par l'affaiffement
que les faignées produiroient, fans ôter
la caufe irritante qui l'a fait naître. De
même que dans le *tétanos* qui vient à la
fuite des bleffures, & dans les grandes
inflammations, un émétique répété &
donné à trop forte dofe caufe ordinairement la mort ».

» Il ne faut cependant pas croire que,
même dans le *tétanos* qui furvient dans
les maladies putrides, il ne puiffe fe
rencontrer des cas où la faignée foit in-
diquée, tels qu'un pouls dur & plein, de
la gêne dans la refpiration, pendant les
intervalles que laiffent les convulfions;
mais cela eft très-rare, vu l'état ordinaire
des Nègres dans les fièvres putrides, fur-
tout après plufieurs jours de maladie;
encore cette exception ne porte-t-elle

que sur les Nègres domestiques qui vivent
à-peu-près comme les blancs » (6).

Ces distinctions sont si importantes,
que je me suis permis de les répéter dans
mon dernier Ouvrage, où après avoir
cité quelques cures nouvelles, j'ai résumé
en ces termes le traitement du *tétanos*
que je regarde comme *essentiel* (7).

« Il (le *tétanos*) survient dans tous les
pays du monde, principalement lorsqu'étant en sueur, on s'arrête dans des lieux
bas trop frais ou trop humides. Le traitement est le même par-tout. Il s'agit de
rappeler la transpiration répercutée, par
des frictions sèches, souvent répétées, par
des boissons chaudes, sur-tout celles qui
portent à la peau, telles qu'une légère
eau de sureau, la limonnade chaude,
l'orangeade, la bigarade, l'eau de lentilles ; l'éther ou la liqueur minérale

---

(6) Pour de plus grands détails, *voyez* les pages 5 1
& suivantes des maladies des Nègres.

(7) *Voyez* maladies des climats chauds.

d'*Hoffmann*, à des doses proportionnées à l'âge du sujet & à la circonstance. Les deux derniers que j'ai eu occasion de traiter (en 1783) du *tétanos essentiel*, & que j'ai guéris par cette méthode, sont encore existans sur l'habitation de M. *Pons*, au quartier Morin, Isle Saint-Domingue (8) ».

Les autres cures remarquables que j'ai citées, ont été également opérées sur de grandes habitations, dont la plupart des propriétaires sont dans la capitale. Ces cures deviennent précieuses à la pratique & à l'humanité ; j'ose me flatter qu'elles contiennent des détails neufs, instructifs sur les moyens d'éviter le *tétanos accidentel* dans les grandes blessures, maladie qu'il importe d'autant plus de prévenir, qu'après son invasion il est très - difficile de lui arracher ses victimes.

Si les ordres que j'avois reçus du Gouvernement, & le peu de temps que j'ai eu pour les remplir ne m'eussent astreint

____

(8) Isle Saint-Domingue.

à généralifer mes obfervations fur les maladies des climats chauds, j'aurois rapporté les détails de la cure du Nègre *Jacob*, de l'habitation Mazère, au quartier Morin, Ifle Saint-Domingue, guéri, en 1779, du *tétanos* furvenu pendant le traitement d'une bleffure confidérable à la jambe. Après la lecture de mon dernier Ouvrage, l'un de Meffieurs les Propriétaires ayant pris mon filence à cet égard pour un oubli, m'a fait l'honneur de m'écrire pour me l'obferver, & M. de *Sieft*, Adminiftrateur particulier de cette habitation, m'affure à l'inftant même, que *Jacob* continue de jouir de la meilleure fanté.

On lit, page 17 du *Projet d'inftruction :* « M. *Bajon* a obfervé que le *tétanos* n'a lieu à Cayenne que fur les côtes, & à peu de diftance de la mer ; qu'on ne le voit jamais dans l'intérieur des terres, à huit, dix ou douze lieues des côtes, que parmi les habitans voifins de la mer, &c. »

Si cela étoit, les enfans blancs, nés fur

les bords de la mer, seroient sujets au *mal de mâchoire* (espèce de *tétanos*) comme les enfans Nègres ; mais on n'en a presque point d'exemples. Pour moi, pendant près de trente années de pratique dans nos diverses Colonies, je n'en ai vu aucun, & dans la vaste Colonie de Saint-Domingue, je n'ai entendu citer qu'un seul enfant blanc, mort du *mal de mâchoire*, encore ne périt-il que parce que son père avoit eu l'imprudence, ou plutôt la témérité de conserver dans sa maison, après son mariage, une Négresse avec laquelle il avoit eu plusieurs enfans ; la jalousie égara cette malheureuse, au point que dans son désespoir, elle fit sur la tête du nouveauné, à l'endroit de la fontanelle, une compression assez forte pour porter le désordre dans le cerveau, ainsi que dans tout le système nerveux, & causer les convulsions & la mort. Le *tétanos* n'est plus rare chez les enfans blancs, que parce qu'on en a infiniment plus de soin que des enfans Nègres ; qu'ils sont logés dans des

maisons

maifons mieux fermées, & incomparablement mieux couverts.

Cette maladie n'eſt devenue plus fréquente ſur l'habitation dont parle M. *Bajon*, après la coupe des bcis de haute-
futaie de Cayenne, que parce que la
réunion des arbres garantiſſoit cet éta-
bliſſement des fortes briſes, qui dans
cette Colonie viennent conſtamment du
côté de la mer (9).

C'eſt à la fraîcheur de l'air qu'eſt due
cette funeſte différence, & non à une mauvaiſe qualité de cet élément, à l'action
duquel tout eſt également ſoumis. A la
mer, il n'eſt chargé d'aucune émanation
mal-faiſante, comme on l'a cru dans des
temps plus reculés; c'eſt au contraire le
meilleur que l'on puiſſe reſpirer dans toute
la zone torride, ainſi que je l'ai démontré (10); & ce qui ne laiſſe aucun doute
à cet égard, c'eſt « que les grands bleſſés

____

(9) Maladies des Nègres, page 9.
(10) Page 17 de mes Obſervations générales.

de l'efcadre de M. *Daché*, dans l'Inde, qui ont été débarqués, ont tous ou prefque tous péri du tétanos, tandis que de ceux que les circonftances ou le hafard ont fait refter à bord, il en eft guéri un plus grand nombre » (11). Ces obfervations font conformes à tout ce que le Docteur *Lind* a écrit fur ce fujet.

Les Auteurs cités dans le *Projet d'inftruction* fe contredifent fi manifeftement, que M. *Bajon* dit, page 17 : « Il (le *tétanos*) eft plus fréquent fur les hauteurs ou petites montagnes, où l'on reçoit directement l'air de la mer, que dans les habitations baffes, & garanties de cet air par des montagnes ou des bois » ; & M. *Poupée Defportes*, page 18, dit au contraire, « qu'à Saint-Domingue cette maladie eft plus commune dans les endroits marécageux ». Il eft vrai que M. *Defportes* ne pouvoit guères obferver le *tétanos* ailleurs que dans les lieux bas,

____

(11) Pages 148 & 249 de mes Obfervations générales.

puisque la ville qu'il habitoit à Saint-Domingue, & l'hôpital qu'il y a fait construire, & où il a exercé jusqu'à sa mort, sont également très-voisins des marais, vice de situation que j'ai fait connoître dans mes Observations générales (12), & qui auroit dû être connu du temps de M. *Desportes.*

Quoique le *tétanos* soit plus fréquent entre les tropiques que dans nos climats, les Auteurs cités dans le *Projet d'instruction* (13), se sont trompés en considérant comme cause de cette maladie, « la suppression des règles & des lochies chez les femmes, du flux hémorrhoïdal, d'un cautère, d'un vésicatoire, de tout autre ulcère habituel, de quelque partie du corps, soit gonorrhoïque, soit dartreux, soit de toute autre espèce, de la transpiration partielle ou locale de quelque partie, comme des pieds, des mains,

---

(12) Depuis la page 46 jusqu'à la page 84.
(13) Pages 22 & 23 du Projet d'instruction.

des aiſſelles ; telle eſt encore la répercuſſion d'une humeur dartreuſe, galeuſe,
variolique , de la rougeole & autre affections cutanées, la préſence des vers, &c. »

Il n'appartient qu'aux Auteurs qui n'ont
pas pratiqué , de faire de pareilles mépri-
ſes & d'induire en erreur, à de grandes
diſtances , même des hommes inſtruits.
On s'en convaincra par les détails ſuivans.

Après la ſuppreſſion des règles & des
lochies , il ſurvient dans tous les pays
du monde des maladies ſpaſmodiques,
quelquefois même des convulſions , mais
point le *tétanos*.

A la ſuppreſſion du flux hémorrhoïdal ,
ſuccède l'engorgement du foie , & toutes
les maladies qui dépendent d'une bile
acrimonieuſe , mais point le *tétanos*.

La ſuppreſſion d'un cautère , d'un vé-
ſicatoire , cauſe la pléthore , une redon-
dance , une dilatation dans les fluides,
des maladies plus ou moins graves en
raiſon de la nature , plus ou moins acri-

monieufe de l'humeur à laquelle ces exu-
toires donnoient iffue, mais point le
tétanos.

Rien de fi commun que les ulcères (14).

---

(14) J'ai vu avec d'autant plus de plaifir (Journal de Médecine du mois de Mars 1788., page 430 & fuivantes) les Obfervations de M. *Léonard Gillepfie* *, fur les bons effets de l'acide du citron dans le panfement des ulcères, & principalement de l'ulcère putride ou fcorbutique, que j'avois, avant cette époque, imprimé mes Obfervations générales fur les maladies des climats chauds.

Après avoir indiqué dans cet ouvrage, page 197, les tempéramens auxquels conviennent effentiellement les acides végétaux, & les cas, tels que les fièvres putrides & malignes, dans lefquels ils doivent de toute néceffité être employés en boiffons, j'ai ajouté que l'on s'en fert auffi à l'extérieur, lorfque la chaleur de la partie malade eft trop confidérable.; qu'en tempérant, ils facilitent la réfolution, &c. (pag. 219).

M. *Gillepfie* reconnoît auffi les bons effets de la racine de manioc. J'avois également imprimé (pag. 204 du même ouvrage) « parmi le grand nombre des réfolu- tifs que fourniffent ces trois parties du monde, je n'en connois point de meilleur & de plus commun que la racine de manioc fraîchement rapée, &c. »

* Chirurgien de la Marine en Angleterre, & Aide Chirurgien de l'hôpital de Sainte-Lucie, pendant la dernière guerre.

dans toute la zone torride, & cependant il n'y a peut-être pas deux exemples de

---

Mais, pour guérir l'ulcère putride, il ne suffit pas toujours de corriger l'humeur qui en découle. Lorsque les chairs s'élèvent trop & qu'il est indispensable de les réprimer, je donne la préférence aux feuilles de liane pilées, à celles du médecinier, du karatas & autres semblables (pag. 175 des maladies des climats chauds.)

M. *Gillepsie*, d'après l'expérience des Nègres de Sainte-Lucie, s'est servi dans le pansement des ulcères scorbutiques & vénériens, de tranches de citron ; il a aussi employé l'acide de ce fruit, pur, ou étendu d'eau, suivant les circonstances. Il ajoute : « le *tétanos* qui avoit fait périr au moins la moitié de ceux à qui l'on avoit fait des amputations, n'a jamais reparu depuis que cette opération a été pratiquée selon la méthode de M. *Alençon*, & que l'on s'est servi de jus de citron.

M. *Gillepsie* rapporte à la manière dè panser les blessés le changement heureux qui s'est opéré à l'hôpital de Sainte-Lucie. Cependant il observe lui-même que la mortalité y devint excessive après un ouragan qui avoit détruit presque tous les végétaux. L'expérience a en effet trop souvent démontré que, lorsque nous débarquons nos malheureux scorbutiques dans des pays où l'on ne peut leur procurer des substances végétales & animales fraîches, il est impossible de les guérir. La guérison des scorbutiques du vaisseau *la Paix*, plusieurs fois citée dans mes autres ouvrages & dans celui-ci, ne laisse aucun doute à cet égard.

Mais ce n'est pas entre les tropiques seulement que

tétanos survenu immédiatement après la cicatrisation d'un ulcère ; encore dans ces cas extraordinaires, la maladie doit-elle être rapportée au *tétanos sans plaie*, ce

---

les ulcères ne peuvent être guéris que par l'application des substances végétales fraîches. En Europe, & sur-tout dans les lieux insalubres, je n'ai obtenu la cicatrisation des ulcères putrides ou scorbutiques, qu'en employant la grande persicaire, pilée & appliquée en forme de cataplasme, & sur-tout en faisant entrer des substances également végétales & fraîches dans la nourriture des sujets attaqués de ce genre de maladie.

« Les liqueurs spiritueuses, ajoute M. *Gillepsie*, furent totalement bannies du régime des scorbutiques ; on ne leur fit prendre que du vin de *Ténériffe* ou de *Madère* ».

Mais tout vin est un spiritueux, principalement ceux qu'à employés M. *Gillepsie*. Le vin est même si indispensablement nécessaire, comme spiritueux, dans ces circonstances, que, lorsqu'il a manqué, j'y ai substitué avec succès un mélange de rum, de tafia ou d'eau-de-vie, avec suffisante quantité d'eau, de jus de citron & de sucre, espèce de *punch* que je n'ai cessé de recommander même dans tous les temps du scorbut.

Pour de plus grands détails sur les acides végétaux d'entre les tropiques, ainsi que sur toutes les autres substances qui peuvent être employées en médecine, & substituées les unes aux autres, on peut voir mes Observations générales sur les maladies des climats chauds, depuis la page 149 jusques à la page 240.

I 4

qui eſt fort différent, tant pour le traitement que pour l'eſpoir de la guériſon.

Si la ſuppreſſion des écoulemens gonorrhoïques cauſoit le *tétanos*, les vaſtes régions de l'Aſie, de l'Afrique & de l'Amérique, ſituées ſous la zone torride, n'auroient jamais pu être habitécs, les hommes s'y ſeroient détruits par l'acte même qui les perpétue, tant les maladies vénériennes y ſont multipliées. Le *tétanos* peut ſans doute ſurvenir à quelqu'un qui a la gonorrhée, mais le vice vénérien n'y aura aucune part.

La gale, & particulièrement les dartres, ſont auſſi très-multipliées dans toute la zone torride. Mais les maladies cutanées cauſent ſi peu le *tétanos*, qu'il eſt reconnu des gens de l'art, comme des ſimples voyageurs, que dans preſque toutes nos Colonies la moitié au moins de nos Soldats eſt attaquée de dartres; & que ce vice, loin de leur cauſer le *tétanos*, ſemble les préſerver des maladies inflammatoires qui y font fi communes & fi dangereufes.

Il arrive cependant quelquefois dans les Colonies où les variations de l'air font les plus fréquentes & les plus rapides, que le paffage fubit du froid au chaud venant à refferrer, à crifper les pores de la peau, une partie de l'humeur dartreufe fe porte fur les organes de la refpiration, où elle produit, felon fon degré d'acrimonie & la diverfité des tempéramens, des rhumes, des catharres, des engorgemens, de vraies inflammations, quelquefois même des fuppurations aux poumons; mais ces affections n'arrivent ordinairement qu'aux fujets avancés en âge, chez lefquels l'action vafculaire eft très-affoiblie, & à ceux d'une mauvaife conftitution.

Je le répète, quand on connoît bien les Colonies, & qu'on lit ce qu'ont écrit les Auteurs cités dans le *Projet d'inftruction*, il eft aifé de voir que le defir de donner du nouveau, a fait présenter les cas les plus rares & les plus extraordinaires, comme se rencontrant journellement dans la pratique de médecine. C'est ainsi, par exemple, que *Desportes* ayant vu un Nègre attaqué du *tétanos* à la suite d'une petite vérole, a placé cette maladie au nombre des causes du *tétanos*. Cependant je n'en ai aucun exemple, je n'ai même jamais oui-dire qu'il y en eût. Le fait rapporté par *Desportes* n'est pas impossible; mais ce Médecin étoit si peu praticien, qu'on peut croire, sans offenser sa mémoire, qu'il a attribué à l'humeur variolique un effet qui étoit dû à toute autre cause.

Il en est ainsi des vers. Nous avons eu dans plusieurs Colonies, notamment aux Isles de France & de Bourbon, des exemples de Nègres écrasés par des pièces de bois ou de maçonnerie, & d'autres tués à la guerre, à l'ouverture desquels on a trouvé les intestins grêles, comme les gros boyaux, remplis de vers; & n'ai-je pas imprimé, page 77 des Maladies des Nègres : « L'obfervation démontre que les Nègres morts de dyfTenterie & de diarrhée, même ceux qui font enlevés par d'autres maladies, ont les inteftins farcis de vers »; & page 107 : « Nous avons déja obfervé qu'à l'ouverture do tous les cadavres des Nègres morts de maladie quelconque, dans plufieurs Colonies, l'on trouve les inteftins farcis do vers qui doivent leur exiftence à la nourriture infipide, non-fermentée, muqueufe, à laquelle ces efclaves font bornés ».

Enfin le Mulâtre des Ifles de France & de Bourbon, qui a éprouvé le *tétanos*, & que j'ai cité (15), avoit rendu par un vomitif, le cinquième jour de la maladie, des vers par haut & par bas. Cette maladie avoit pour caufe la putridité des humeurs, qui feule produifit tous les défordres. Si c'eût été les vers, les convulfions fe feroient manifeftées pendant

____

(15) Page 52 des maladies des Nègres.

qu'ils étoient encore dans l'eſtomac &
les inteſtins; mais comme je l'ai rapporté,
le *tétanos* ne ſurvint que le onzième jour
de la maladie, ſix jours après l'expulſion
des vers , intervalle pendant lequel il
n'arriva aucun accident grave & particulier.

Toutes ces obſervations réunies, prouvent combien il eſt important, dans la
pratique , de ne s'en pas laiſſer impoſer
par des apparences trompeuſes ; de bien
diſtinguer la cauſe majeure des cauſes
ſecondaires, qui, ſans la première, reſte-
roient ſans effet. Mais cette ſagacité,
cette fineſſe de tact ne s'acquiert pas en
un jour ; il faut, pour y parvenir, avoir
de profondes connoiſſances locales, avoir
beaucoup vu , bien obſervé & long-temps
pratiqué. Quelques détails ſur ce ſujet
rendront cette vérité de tous les temps
& de tous les lieux, encore plus ſenſible.

Dans toute la zone torride, particulièrement dans les établiſſemens les plus
voiſins de l'équateur, & plus particuliè-

rement encore dans ceux où la conftitution de l'air eft chaude & humide, où
les eaux font ftagnantes, il périt un très-
grand nombre d'enfans de maladies vermineufes, fur-tout d'enfans Nègres, parce
qu'ils fe gorgent d'alimens mal préparés
qui favorifent la génération des vers. Ces
vers agacent d'abord, irritent, enflam-
ment, percent même quelquefois les inteftins grêles, & le plus fouvent l'*ileum* ;
il s'en fait dans les anfractuofités de tous
les inteftins, comme des efpèces de pe-
lottes. Là, l'inteftin fe diftend, le refte
du ventre paroît enfoncé, la douleur eft
des plus aiguës, la fièvre des plus vives,
le pouls ferré, inégal & fouvent intermittent ; le malade rend par le vomiffe-
ment le refte des digeftions, puis des matières chyleufes & enfuite bilieufes ; les
convulfions fuccèdent, les yeux s'étei-
gnent, les extrémités deviennent froides,
les fyncopes, les convulfions, les foibleffes
fe rapprochent, & le malade périt.

A l'ouverture du cadavre, on trouve

une ou plufieurs portions du canal inteftinal rétréci, prefque entièrement fermé
au-deffus de l'obftacle, enflammé, gan-
grené en divers endroits, & percé en
d'autres. On trouve auffi des *volvulus* ou
invaginations d'inteftins, de fix, fept &
huit pouces, & quelquefois dans cinq à
fix endroits différens.

Tout cela ne reffemble point au *tétanos*;
il eft même très-rare que les malades en
périffent, fi le Médecin a été appelé à
temps, qu'il ait connu la maladie, qu'il
ait adminiftré fur-tout une ou plufieurs
fois, l'ipécacuanha comme vomitif; pour
boiffon, la limonade aiguifée de tartre
ftibié, ainfi que la mouffe de Corfe &
autres anti-vermineux. Je fuis même parvenu à prévenir les maladies vermineufes
& leurs terribles effets, par les préparations aloëtiques & les fpiritueux (16).

Quoiqu'il foit très-rare que l'irritation

----

(16) Page 192 & 193 de mes Obfervations générales fur les maladies des climats chauds.

nerveuse, suite de l'ivresse, aille jusqu'aux convulsions, je vais en examiner les effets.

Dans toute la zone torride, les Nègres, & même les Matelots & les Soldats, abusent excessivement des liqueurs fermentées, les plus fortes & les plus nouvelles; ils boivent sur-tout avec profusion, le tafia, ou l'arak, selon les lieux où ils se trouvent. Ces liqueurs rapprochent les élémens des fibres des organes de la digestion, introduisent à la place du fluide qui les unit, une matière âcre qui produit la rigidité & la roideur : le mouvement des liqueurs augmente, le pouls devient fréquent, l'imagination bouillante; les excrémens sont long-temps retenus dans les intestins; & pour peu que le tempérament du sujet soit irritable, que la crapule, & l'usage pernicieux des liqueurs fortes soient continués, l'érétisme de l'estomac survient ; ce viscère est presque tout nerveux, car une des branches de la huitième paire, après avoir

couvert cet organe principal de ses ramifications, se joint au nerf intercostal;
y établit une sympathie, par laquelle
l'érétisme se propage à tout le système
nerveux; de là la petitesse du pouls, ce
mal-être indicible, ces anxiétés, ces vo-
missemens continuels & ces frissons, symptômes précurseurs de l'inflammation commençante. Alors la circulation se ralentit
en plusieurs endroits, & il se fait des
congestions.

Si le point principal de l'inflammation
s'étend du côté du diaphragme, les malades ne respirent que de la poitrine; les
hypocondres sont resserrés, les yeux étincelans & le regard furieux. Si au contraire
c'est du côté du foie que se font les
grands désordres, ce viscère se tuméfie,
sa région s'élève au lieu de se concen-
trer, comme dans le premier cas; la
jaunisse se manifeste, viennent ensuite
des angoisses, des coliques avec des douleurs très-vives dans toute la région hy-
pocondriaque, le hoquet, les mouvemens
spasmodiques,

fpafmodiques , les foubrefauts, & enfin les convulfions.

Dans tous ces cas la peau eft sèche, brûlante, & il y a prefque fuppreffion des urines. A raifon de l'extrême fenfibilité des parties, les douleurs font des plus aiguës, & elles fe font toujours fentir plus vivement toutes les fois que le malade touffe, qu'il prend fes alimens, & qu'il fait des efforts pour aller à la garde-robe ; on voit enfin fe manifefter tous les effets d'une bile brûlée par la chaleur exceffive des parties ; les douleurs font infupportables, les convulfions fe rapprochent , deviennent univerfelles , comme dans le *tétanos*, & le malade périt dans l'état le plus violent.

Les détails fuivans prouveront que les grands accidens & la mort des malades, attaqués de cette efpèce de convulfions, ont plutôt pour caufe le mauvais traitement que l'ivreffe.

Le feul malade que j'aie encore vu attaqué du *tétanos accidentel* pour avoir abufé des liqueurs fortes, fut un Canonier-Bombardier (17), homme de la plus haute ftature, fort, vigoureux, & d'un tempérament fanguin, qui, à la fuite d'une ivreffe, avoit été pris d'un mal de gorge & d'une douleur d'eftomac. Le foldat attaché à cette compagnie en qualité de Chirurgien, avoit vu adminif-trer, avec le plus grand fuccès, l'émé-tique comme vomitif dans les fauffes inflammations de la gorge, les efquinan-cies humorales & autres du même genre, dans lefquelles, en évacuant les humeurs, il faut encore folliciter l'action des vaif-feaux, qui dans ce cas font plutôt relâchés qu'en érétifme : il promit, pour fe faire valoir, à fes Officiers & au malade, de le guérir en deux jours, s'il vouloit con-fentir à ne point aller à l'hôpital, & à prendre l'émétique ; mais ce vomitif, adminiftré aux caférnes, produifit des défordres affreux.

---

(17) A l'Ifle de France.

Les viscères du bas-ventre, déja dans le plus grand érétisme, s'enflammèrent au point que, quelques heures après, ce malheureux tomba dans l'état violent de convulsions générales dont je viens de parler; rien ne put adoucir ses tour- mens. Il mourut trente six heures après l'administration de l'émétique. Cette ob- servation est parfaitement conforme à ce que j'ai imprimé pages 54 & 55 des maladies des Nègres.

S'il eût été fait à ce Bombardier un nombre de saignées proportionné à ses forces, à la nature & à l'intensité de son inflammation; si on lui eût fait boire sou- vent, soit de l'eau dégourdie chargée des principes de la bourache, ou des fleurs pectorales par infusion, soit une limonade légère, avec l'attention de lui en donner peu à la fois, afin d'éviter le vomissement, qui dans ce cas suit toujours la moindre surcharge de l'estomac; que les bains au degré 26 therm. de Réaum. & les la- vemens adoucissans eussent été employés, en un mot, fi on eût fait le traitement de fa maladie, les convulfions ne feroient point furvenues. Ce malheureux fut incendié avec le remède qui étoit le plus contraire à fon état.

Dix-huit heures après fa mort, il fut ouvert. On aura peine à croire que la main ne pouvoit encore que difficilement foutenir la chaleur qui s'étoit confervée entre le foie & l'eftomac. Les tuniques de ce dernier vifcère étoient d'un rouge brun & confidérablement épaiffies par l'inflammation, qui s'étoit propagée à tout le canal inteftinal, au point que dans plufieurs endroits les inteftins grêles étoient tellement retrécis, que leur calibre auroit à peine admis le tuyau d'une plume.

Cette obfervation, que j'ai déja rapportée dans mon Ouvrage fur les Maladies des Nègres, préfente le feul exemple de *tétanos accidentel*, à la fuite de l'inflammation du foie, que j'aie rencontré dans le cours d'une longue pratique, encore, comme on vient de le voir, dut-il être plutôt rapporté au traitement qu'à la maladie même. C'est pourquoi je ne confidère les inflammations des vifcères du bas-ventre, entre les tropiques, que comme des caufes, capables, à la vérité, de produire des convulfions, mais très-rarement le *tétanos*, à moins qu'un mauvais traitement n'augmente l'intenfité de ces caufes.

Ce qui me paroît plus décifif encore, s'il eft poffible, c'eft que le *tétanos* le plus deftructeur, celui qui furvient à la fuite des bleffures, celui auquel les Médecins les plus éclairés n'ont pu arracher jufqu'ici qu'un petit nombre de victimes, commence toujours par une légère difficulté d'avaler, un petit embarras dans le mouvement de la langue, fur-tout dans celui des mufcles de la mâchoire inférieure ; & cela deux, trois, quatre, & quelquefois même cinq jours, avant que les mufcles de la poitrine entrent en contraction, & fucceffivement ceux de la tête, du col & de l'épine, tandis au contraire que les convulfions qui furviennent dans les grandes inflammations, foit de l'eftomac, foit du foie & des autres vifcères de l'abdomen, commencent ordinairement par les mufcles du bas-ventre, & gagnent fucceffivement ceux de la mâchoire inférieure & de tout le refte du corps.

Mais il arrive quelquefois fous la zone torride, principalement à la côte de Coromandel & à l'Ifle de Ceylan, qu'après les pluies froides des orages, après le paffage à gué des rivières dans les marches forcées des troupes, les pores fe reflerrant tout-à-coup, la tranfpiration fe porte brufquement fur la région épigaftrique & toutes les parties précordiales; prefqu'auffi-tôt les fymptômes du *cholera morbus* le plus formidable fe manifeftent; la tenfion & la douleur dans toute la région épigaftrique font extrémes; on brûle à l'intérieur, tandis qu'on a un froid exceffif au dehors, fur-tout aux extré

mités ; les vomiſſemens ſont preſque continuels ; dans les efforts, le diaphragme
ſe contraƈte avec une telle violence, qu'il
comprime & refoule tous les viſcères du
bas-ventre. Les fonƈtions en ſont arrêtées ;
le pouls s'échappe ſous les doigts ; les
crampes, les contraƈtions douloureuſes
des muſcles du gras des jambes, les douleurs vives, la tenſion de tout l'abdomen,
les anxiétés, le hoquet, les déjeƈtions
par haut & par bas, preſque continuelles,
de matières vertes, quelquefois noires &
fétides ; la pâleur, l'altération de la phyſionomie, les contraƈtions des membres,
les ſueurs froides, les cardialgies fou-
droient quelquefois le malade en moins
de 24, 18 & 12 heures.

Ce ſont ces derniers accidens qui en
ont impoſé à M. *Lavo*, & qui lui ont
fait donner à cette maladie le nom de
tétanos, en les confondant l'une avec
l'autre (18).

_____

(18) Dans un Mémoire qui m'a été communiqué.

Le *cholera-morbus* a, comme toutes les maladies, ses nuances & ses degrés, qui tiennent principalement dans cette circonstance, à la disposition du moral du sujet, à son tempérament, à l'état dans lequel se trouvoient ses humeurs, lorsque la cause déterminante de la maladie a agi sur lui; à la durée de cet action; enfin, au plus ou moins de précautions qui ont été prises pour en retarder ou en empêcher l'effet. C'est de ce concours de circonstances, plus ou moins diversifiées, que dépendent toujours le nombre, l'intensité des symptômes & la gravité des accidens, d'après lesquels la nature du traitement doit être déterminée.

Lorsque les symptômes font modérés, qu'il y a peu de déjections, qu'elles ne font point de mauvaise qualité, quelques praticiens donnent à cette maladie le nom de *crampe sèche*, sans doute parce que dans certaines Colonies on donne au *tétanos* le nom de *crampe*, ou bien à caufe des *crampes* & des contractions des mufcles des jambes ; peut-être auffi veut-on défigner fous cette dénomination le *mal de ventre fec*, maladie beaucoup plus fréquente aux Indes orientales que dans les autres parties de la zone torride, & qui eft par tout des plus dangereufes, lorfqu'elle furvient après qu'on a dormi fur la terre, ou après qu'on a pris immodérément des liqueurs nouvellement diftillées ; ou enfin, après s'être épuifé avec les femmes.

Mais le peu de durée de la maladie dont parle M. *Lavo*, & la facilité avec laquelle il la guérit, prouvent que ce n'eft point le *tétanos*, mais plutôt un *cholera-morbus* léger, une inflammation commençante du duodenum, dont la gravité, je le répète, eft toujours proportionnée aux caufes qui la produifent, & à l'état moral & phyfique du fujet qui l'éprouve.

C'eft par l'examen des caufes, des fymptômes, des accidens & de leur enfemble, que l'homme de l'art diftingue ces fortes de convulfions de celles qui caractérifent le *tétanos*, de celles qui attaquent les hyftériques, les hypocondriaques, les épileptiques, ainfi que des affections comateufes & autres.

Ces diftinctions font fi effentielles dans la pratique, que c'eft d'après elles que le traitement doit être déterminé ; ainfi, par exemple, dans le cas du *cholera-morbus* léger, les délayans, les adouciffans, le petit lait, une limonade légère, l'eau panée, avec quelques lavemens émolliens, & enfuite de légers évacuans, tels que la caffe & la manne, fuffifent ordinairement pour opérer la guérifon.

Mais fi des caufes morales, des irrégularités dans le régime & dans la conduite ont déja diffipé une très - grande quantité d'efprits, les vaiffeaux, les nerfs fur-tout, ne tranfmettant plus que des fluides altérés & dépravés, les principaux organes de la vie font eux-mêmes violemment menacés de perdre entièrement leur action ; delà, la petiteffe & la concen-

tration du pouls , le froid exceſſif des extrémités , l'altération de la phyſionomie,
les ſincopes & tous les ſymptômes effrayans d'une inflammation maligne, deſquels j'ai fait l'énumération , & qui attaquent ordinairement les cacochymes ,
les valétudinaires & les intempérans.

Les premières indications à remplir
dans un péril auſſi éminent , ſont de calmer les mouvemens déſordonnés des
nerfs, de s'oppoſer aux progrès de la détérioration de l'eſprit vital , d'adoucir
les matières irritantes, & en même temps
de ſoutenir les forces.

On emploie à cet effet des boiſſons
acidulées tièdes , des frictions sèches ,
principalement ſur les extrémites , des
bouteilles remplies d'eau chaude ; on
applique des flanelles imbibées dans les
infuſions émollientes & calmantes ; mais
dans ces cas extrêmes, ces moyens, quoiqu'utiles, ſont inſuffiſans. Les évacuans
ſeroient directement contraires ; en excitant de nouvelles contractions, ils déter-

mineroient l'affluence du ſang vers les parties aff ectées, en augmenteroient les déſordres, & hâteroient la fin du malade.

Cette cruelle poſition ne donnant pas le temps d'attendre que les premières voies ſoient évacuées, la violence des ſymptômes, & ſur-tout les vomiſſemens obligent de recourir au plus tôt à l'opium, adminiſtré avec les précautions que j'ai recommandées dans mes obſervations générales, pages 234 & ſuivantes, toutefois en obſervant que dans ces cas extraordinaires où la vie eſt en grand danger, le remède doit être employé à plus forte doſe que je ne l'ai indiqué ; & dans cette conjončture délicate je préfère à l'opium la liqueur anodine ou *laudanum liquide* de *Sydenham* (19), d'abord à la doſe de douze, dix-huit, ou vingt-quatre gouttes, ſuivant l'âge & la force du ſujet.

La doſe déterminée ſera enſuite aug-

---

(19) *Voyez*, Chapitre VIII. de ces Obſervations, la préparation de la liqueur anodine ou *laudunum liquide* de Sydenham.

mentée ou diminuée, & les intervalles rapprochés ou éloignés, felon que le remède produira plus ou moins d'effet; il faut auffi l'adminiftrer en lavemens, fur-tout fi les vomiffemens font continuels, avec l'attention alors d'en employer le double.

Il eft très-rare que l'état du malade ne néceffite pas une augmentation graduée de ce remède, & qu'on ne foit pas obligé d'en employer une grande quantité : je fais auffi appliquer fur l'eftomac une rôtie au vin chaud avec les épices & l'opium, épithême que je renouvelle toutes les quatre heures.

Mais dans le cas où il s'agit fur-tout de folliciter le cours de l'efprit vital, il eft indifpenfable d'appliquer en même temps des véficatoires aux jambes; le fel des cantharides, en pénétrant le fyftême nerveux, fait une révulfion favorable.

Ne perdant jamais de vue la caufe de la maladie, je fais auffi prendre avec fuccès depuis dix jufqu'à vingt gouttes d'alkali-volatil dans quelques cuillerées de tifane chaude; &, fuivant les effets de ce remède, l'enfemble des circonftances, & fur-tout la tranfpiration plus ou moins abondante, je le répète plus ou moins. Les finapifmes & autres ftimulans, appliqués en cataplafmes à la plante des pieds, font encore un bon effet.

Lorfque la maladie fe termine heureufement, les fymptômes deviennent peu à peu moins effrayans. Je diminue dans la même proportion la dofe de l'opium, & dès que les grands accidens font paffés, je foutiens les forces avec une tifane de pain & quelques gouttes de liqueur anodine d'*Hoffmann*; je n'en viens aux purgatifs qu'avec la plus grande circonfpection, encore y fais-je mettre le plus fouvent de fix à huit gouttes de *laudanum liquide*. La thériaque, la confection d'hyacinthe, le diafcordium, peuvent alors être adminiftrés; mais ce ne doit être qu'avec beaucoup de fageffe & de précaution.

Je n'ai ceffé de recommander l'examen le plus attentif des caufes qui produifent le *cholera-morbus*; les détails
contenus dans la note fuivante en feront
fentir l'importance (20).

---

(20) J'arrivai au Cap François, Ifle Saint-Domingue,
en Janvier 1777 : l'on m'avoit retenu pour quelques
jours un logement garni chez le fieur *Brotel*, Perruquier.
M. *Senné*, Chirurgien-Major de la Marine & du vaiffeau de Roi fur lequel j'étois paffé dans cette Colonie,
avoit occafion de me venir voir tous les jours. Le
fieur *Brotel* avoit alors une fièvre tierce, pour le traitement de laquelle deux Chirurgiens affociés, qui avoient
fa confiance, lui faifoient prendre une très-grande quantité
de quinquina, & le purgeoient alternativement.

Ce traitement qui ne convient dans aucun pays du
monde, convenoit encore moins à Saint-Domingue.
La fièvre ne guériffoit pas, les friffons devenoient, au
contraire, de jour en jour plus longs & plus inquiétans,
ainfi que les vomiffemens. M. *Senné*, à qui j'avois fait
part de mes craintes à cet égard, après avoir repré-
fenté plufieurs fois à la femme du fieur *Brotel*, que ce
traitement deviendroit funefte à fon mari, m'engagea
à joindre mes repréfentations aux fiennes. Mais la pofition de M. *Senné* & la mienne étoient tout-à-fait différentes : on n'eût pas écouté un Médecin arrivant dans
la Colonie; chacun craint de l'employer le premier :
auffi, loin de me permettre la moindre obfervation, je
me contentai de gémir en fecret & m'impofai le filence
le plus rigoureux.

On a vu M. Bajon avancer que le tétanos n'a lieu à Cayenne que sur les

---

Mon logement étant prêt, je quittai la maison du fieur *Brotel*. J'avois eu déja occasion de traiter avec fuccès quelques maladies graves ; le public commençoit à me voir avec plaifir ; j'étois même très-occupé, lorfque, dans les premiers jours de Mars, l'on vint me chercher au plus vîte pour aller voir le fieur *Brotel* qui avoit des vomiffemens continuels, une douleur très-vive dans tout le bas-ventre, & principalement au creux de l'eftomac. On lui avoit fait prendre une grande quantité d'opium, mais rien abfolument ne paffoit, ni en boiffon ni en lavement. Les mufcles du bas-ventre entroient en con-traction * & en convulfion avec une telle force, que les vifcères de cette capacité étoient comprimés & réduits à un très-petit volume, pendant la convulfion qui duroit environ deux minutes, & revenoit, à-peu-près, tous les quarts d'heure. Le pouls étoit peu fébrile, dur, petit, ferré dans les intervalles ; mais il difparoiffoit entièrement dans le temps de la crife. Alors les mufcles du vifage entroient auffi en convulfion, ceux des bras & des jambes fe contractoient également avec force ; la phyfionomie s'altéroit fenfiblement.

Le malade, né dans une des provinces méridionales de France, de petite ftature, d'une complexion maigre, un peu pâle, ayant les vaiffeaux très-exprimés, jetoit les hauts cris. Mon ancien voifinage m'avoit mis à portée de favoir que le fieur *Brotel* ne buvoit dans fa maifon

---

* Ces contractions avoient beaucoup de rapport avec celles qu'éprouvent les femmes dans l'accouchement.

côtes ;

côtes ; qu'on ne le voit jamais dans l'in-
térieur des terres, à huit, dix ou douze

---

que du vin noùveau. La récolte avoit été cette année-
là très-abondante. On en avoit tranfporté une fi grande
quantité à Saint-Domingue, qu'il étoit au Cap à quarante
livres la barique, argent des Colonies. Mais les vins
nouveaux, dont la partie tartareufe n'eft pas exactement
combinée avec les autres principes conftituans, confervent
une âpreté, qui feule auroit été capable d'occafionner
à un convalefcent les accidens graves qu'éprouvoit le
fieur *Brotel.* J'ordonnai fur le champ la faignée & les
bains, qui furent auffi-tôt adminiftrés en ma préfence. Le
fang étoit fec & fort confiftant, quoique le fieur *Brotel*
fût anciennement arrivé dans la Colonie. Le pouls commença à fe développer ; je prefcrivis une feconde faignée
qui fut faite dans le bain.

Le malade eut un calme de près de trois quarts d'heure,
après lequel il furvint de fortes crifes. Je prefcrivis une
troifième faignée qui fut beaucoup retardée par des motifs
que je vais rapporter.

La femme du fieur *Brotel,* très-avancée dans fa
groffeffe, avoit déja reffenti les premières douleurs de
l'accouchement. Elle avoit auprès d'elle Madame
Lemoine, Sage-Femme brévetée du Roi. Son état,
joint à la crainte de perdre fon mari, la mit elle-même
dans le plus grand danger. Les convulfions du fieur
Brotel fe rapprochoient. Rien ne paffoit, comme je
l'ai dit plus haut, ni en boiffon ni en lavement ; fes
cris redoublés étoient prefque continuels ; on accouroit

L

*lieues de ces mêmes côtes, & en inférer
que c'est à l'air de la mer qu'on doit*

de toutes parts & même de fort loin, de forte que la
maison & le voisinage étoient remplis de monde. Il est
bon d'observer que la saignée n'étoit plus de mode &
que la purgation seule étoit accueillie *. Déja le public
murmuroit, les deux femmes s'opposèrent même absolument à une plus grande quantité de saignées, à moins
d'une consultation du plus grand nombre de Médecins
qu'on pourroit réunir. C'étoit-là le cri de la femme du
sieur *Brotel*; mais, dans le fait, c'étoit l'avis du Médecin *Monaix* seul, que la Sage-Femme vouloit avoir,
parce qu'il avoit la réputation de n'être pas partisan de
la saignée.

La conviction intime où j'étois que j'avois bien vu
l'état du malade, l'humanité, peut-être aussi mon amour-
propre blessé, me déterminèrent à aller moi-même à
minuit prier M. *de l'Etang*, Médecin du Roi des Cayes,
arrivé au Cap depuis peu de jours, de se réunir à nous;
il y vint sans difficulté. J'avois étudié avec M. *de l'Etang*;
nous devions avoir les mêmes principes. Je me flattai
qu'il verroit la maladie du même œil que moi, qu'il
balanceroit l'opinion contraire, & que j'acquerrois la liberté
d'agir & de sauver la vie au sieur *Brotel*.

J'avois contre moi l'opinion du moment, & sur-tout
les proches du malade. Heureusement M. *Durand*, Chirurgien de beaucoup de mérite, qui passoit les nuits au
près du sieur *Brotel*, distinguoit à chaque instant les

(*) Pag. 250 de mes Observations générales.

attribuer cette maladie. Mais l'aſſertion
de M. *Bajon*, & la conſéquence qu'il

---

remèdes qui apportoient du ſoulagement, de ceux qui
étoient ſans effet. Dans une forte criſe il le détermina,
au milieu de ces clameurs, à ſe laiſſer faire la troiſième ſaignée pour laquelle j'éprouvois tant de contra-
dictions. Les accidens continuoient d'être effrayans,
ſur-tout les convulſions. Pluſieurs des Médecins du Cap
étoient abſens ou malades, de ſorte qu'on ne put *réunir*
que M. *Monaix*, M. de l'*Etang* & moi. La ſatisfaction de la Sage-Femme ne fut pas de longue durée : non-
ſeulement les trois ſaignées furent approuvées, ainſi
que les bains ; mais encore il fut arrêté que la quatrièm:
ſeroit faite ſur le champ & en notre préſence. Il eſt
vrai auſſi que M. *Monaix* témoigna dès-lors ſes craintes
ſur un plus grand nombre d'évacuations ſanguines, &
propoſa de faire avaler, à différentes fois, pluſieurs
onces de mercure crud, pour entraîner par ſon poids les
matières deſſéchées & arrêtées dans le canal inteſtinal.

Je voyois le malade à toutes les heures du jour. Nous
nous réuniſſions près de lui, mes confrères & moi, trois,
quatre & même cinq fois dans les vingt-quatre heures.
Nous y reſtions le temps néceſſaire pour bien examiner
ſon état. Malgré cela, les criſes les plus effrayantes,
celles qui, d'après les vrais principes, obligeoient à prendre
ſur le champ un parti décidé, venoient preſque toujours
dans les intervalles de ces réunions * ; de ſorte qu'en

---

* Les domeſtiques de la maiſon n'étoient occupés qu'à nous
chercher, &, à chaque courſe qu'ils faiſoient, perſuadés de plus
en plus de la mort très-prochaine de leur maître, ils portoient

en tire , ſe trouvent ſans fondement, ſi l'on fait attention que la maladie obſervée

---

quatre jours , je fis faire quatorze ſaignées , quoiqu'à chaque aſſemblée , patticulièrement dans les dernières , il fût arrêté que l'on ne recourroit plus à ce moyen , dont les ſuites pouvoient conduire à la diſſolution, ſur-tout lorſque , comme le ſieur *Brotel* , le ſujet eſt depuis douze à quinze ans dans les Colonies , & qu'il y a conſtamment habité les villes.

Je ne me déterminai à ce grand nombre de ſaignées, que parce qu'après chaque évacuation & après le bain dans les intervalles des convulſions, le malade éprouvoit un calme qui donnoit des eſpérances que chaque criſe détruiſoit à la vérité; mais en s'abſtenant de la ſaignée, ſa mort étoit certaine, au lieu qu'en le ſaignant, nous gagnions du temps, avantage précieux dans des circonſtances auſſi malheureuſes que celles où étoit le ſieur *Brotel*. S'il eût ſuccombé à la violence de ſon mal, ma réputation étoit perdue; mais j'atteſte ici, pour l'honneur de la vérité, que, malgré l'étendue de ce ſacrifice , je ne balançai jamais entre ma réputation & la vie d'un homme : ce que j'ai fait dans cette occaſion & dans une infinité d'autres non moins délicates, ne laiſſe , j'oſe m'en flatter, aucun doute à cet égard.

Cependant M. *Monaix* , que le public honoroit de

---

dans toute la ville les craintes & les alarmes ſur le ſort de la femme & des enfans du ſieur *Brotel*; & dans ces circonſtances, à l'intérêt de l'humanité, s'en joint une infinité d'autres qui rendent toujours dans les Colonies le public infiniment attentif & ſurveillant.

par M. *Madier* fur les enfans *blancs* du Vivarais, fous la dénomination de *Sar-*

---

fa confiance, infiftoit à chaque confultation fur la né-ceffité de faire prendre du mercure crud, malgré nos repréfentations fur l'inutilité de ce moyen, qui, d'un autre côté, ne pouvoit nuire au malade. Nous nous dé-terminâmes, M. *de l'Etang* & moi, à caufe des mur-mures du public, à engager M. *Durand* à l'adminif-trer. En conféquence, dans la dernière nuit orageufe, le malade en avala fix onces en deux fois. Nous tou-chons enfin au moment de voir combien ce moyen étoit inutile.

Après la quatorzième faignée, le cinquième jour de la maladie, la tenfion & l'extrême fenfibilité du bas-ventre commencèrent à diminuer ; les convulfions moins fortes & moins longûes s'éloignoient infenfiblement ; la phyfionomie, même dans le temps des convulfions, étoit moins altérée, & le relâchement de la fibre étant alors devenu prefque général, le petit lait par cuillerées commença à paffer. Le malade garda auffi, dès ce moment, environ un quart de fes lavements qui, dès le foir de ce cinquième jour, commencèrent à entraîner des matières rougeâtres, fi defféchées, que quelques perfonnes, même un des Médecins, penfèrent qu'elles n'étoient autre chofe que des amas de la très-grande quantité de quinquina qui avoit été fi imprudemment & fi audacieufement admi-niftré. Mais au vrai, ces matières n'étoient que des excrémens arrêtés dans les gros boyaux & des parties alimentaires retenues dans les inteftins grêles, &, pour

rette, eſt un vrai *tétanos*, en tout ſem-
blable au *mal de mâchoire*, auquel ſont

---

ainſi dire, torréfiées par la chaleur exceſſive de tout le
canal inteſtinal. Cette chaleur avoit été produite peu à
peu par l'uſage des vins nouveaux, & l'abus exceſſif d'un
remède auſſi précieux que l'eſt l'écorce du Pérou lorſqu'il eſt adminiſtré par des mains habiles & expérimentées.
Le pouls, devenu moins ſerré & plus ſouple, ſe développa
toujours dans la même proportion de la diminution des
accidens.

Le ſixième jour, l'iſſue des matières continuant, il
s'étoit fait un aſſez grand vuide dans l'inteſtin *colon*,
pour permettre au malade de recevoir les lavemens
preſque entiers. D'ailleurs, moins de froncemens, moins
de criſpation & plus d'amplitude. Les boiſſons paſſoient
auſſi un peu mieux. Enfin, les convulſions étant devenues moins fréquentes & de peu de durée, les eſpérances
les mieux fondées ſuccédèrent à tant d'alarmes. Il en
étoit temps ; les Médecins, les Chirurgiens, les proches,
les gardes & les domeſtiques, étoient tous épuiſés de
fatigue, ſur-tout M. *Durand* & moi, qui paſſions alternativement les nuits entières : ſacrifice que je fis d'autant
plus volontiers, que je n'étois pas encore chargé des
viſites des hôpitaux du Roi, & que je craignois qu'un
autre Chirurgien que M. *Durand*, n'eût pas ſaiſi avec
autant de ſagacité l'état du ſieur *Brotel* & le plan du
traitement que j'avois arrêté.

Il eſt incroyable avec quelle abondance le petit lait
& les lavemens continuèrent d'entraîner des matières de
la même couleur pendant tout le ſeptième jour, époque

fujets les enfans Nègres ; que les symptômes & la marche de la maladie font

de la ceffation totale des convulfions & de tous les autres
accidens

Le lendemain, le malade prit deux onces de manne
fondue à froid dans quatre verres d'eau, avec le jus
de deux citrons de moyenne groffeur, minoratif qui
l'évacua parfaitement. On foutint fes forces avec de
légers bouillons de riz, & le fommeil commença à devenir
réparateur.

Le neuvième, fon état de tranquillité, de fatisfaction
& de bien-être augmenta fenfiblement.

Le dixième, il prit un fecond minoratif femblable à
celui du huit, qui produifit le même effet.

Le fieur *Brotel* commença alors d'être en état de
prendre quelques légers alimens folides. D'après ce que
nous avons dit de fa conftitution, de fon tempérament
& de fon ancienneté dans la Colonie, il paroîtra fans
doute furprenant qu'après quatorze faignées faites pour
ainfi dire coup fur coup, il n'ait prefque point eu de
convalefcence, pas la plus légère bouffiffure foit aux
malléoles, foit aux orbites, qu'il ait même pu commencer à monter à cheval dès le quatorzième ou le quinzième
jour de fa maladie, pour aller à un quart de lieue de
la ville, refpirer l'air frais du matin.

Pendant ce temps on a foigneufement confervé les
déjections du fieur *Brotel*, afin de favoir ce que devien-
droient les fix onces de mercure crud qu'il avoit avalé.
En s'inclinant fur l'un ou l'autre côté, il les fentit toujours
remuer dans l'eftomac jufqu'au dix - feptième jour ;

exactement les mêmes dans le Vivarais qu'en Asie, en Afrique & dans tout l'Ar-

---

mais le dix-huit, en descendant de cheval, il le rendit parmi ses excrémens.

Il est inutile d'observer que si ces six onces de mercure eussent aidé par leur poids à déboucher les intestins, le malade les auroit incontestablement rendues en même temps que les matières qui formoient l'obstacle.

Puisse l'exemple du sieur *Brotel* dissiper les préventions funestes que l'on a contre la saignée! Mal administrée elle cause, sans doute, de grands maux; mais aussi, combien de malades *rouges* & *gorgés* de sang périssent dans toute la zone torride, souvent dès les premiers jours de leur maladie, pour n'avoir pas été saignés du tout, ou ne l'avoir pas été suffisamment! Je le répète encore une fois : dans toutes les maladies, de quelque nature qu'elles soient, il s'agit de bien distinguer les cas où cette évacuation est indispensable de ceux où elle doit être rejetée. Les vrais praticiens savent qu'un coup d'œil suffit le plus souvent pour faire cette précieuse distinction. On peut voir ce que j'ai dit dans mes Obser- vations générales sur les maladies des climats chauds, en parlant des toniques & des relâchans, pages 155 & suivantes.

Le sieur *Brotel* craignant de retomber dans le même état, a renoncé dès qu'il a été rétabli, aux avantages que lui procuroit la ville du Cap; il s'est retiré avec sa famille dans la montagne où il a acheté une habitation sur laquelle j'ai appris par ses voisins qu'il continuoit

chipel du Nouveau - Monde ; quand on considère sur-tout que la partie de cette province la plus voisine de la mer, en est distante de vingt lieues, & qu'il y périt cependant du *tétanos* (appelé *sar-rette*) près d'un dixième des enfans nouveau-nés,

Le climat du Vivarais est assez chaud, il est vrai, mais les vents de nord - est appelés *bise*, y sont très - fréquens & très-froids, le passage du chaud au froid

---

de se bien porter. Il y vit, persuadé sans doute que le Médecin doit trouver sa propre récompense dans le bien qu'il fait.

Toutes les circonstances de la maladie extraordinaire du sieur *Brotel* m'ont paru si intéressantes, que, contre l'usage, j'ai cru devoir en rapporter les détails en faveur des jeunes Médecins qui se destinent pour les Colonies. Si les Auteurs se permettoient quelquefois de semblables détails, ceux qui entreprennent de courir cette pénible carrière, seroient prémunis contre les occasions multipliées d'éprouver leur zèle, leur savoir, leur courage & leur patience, pour vaincre journellement les préjugés & l'empire de l'habitude, les incertitudes, les difficultés, les tracasseries toujours renaissantes du demi-savoir, & pour triompher enfin des entreprises audacieuses de l'ignorance.

en supprimant subitement la transpiration, peut dans tous les lieux du monde, par une funeste répercussion, porter brusquement l'humeur perspiratoire sur la fibre motrice, & causer le *mal de mâchoire*, sur-tout aux nouveau-nés.

Enfin il ne reste aucun doute sur cet important objet, lorsqu'on fait attention, 1°. que sur toutes les côtes d'Asie, principalement à celle du Malabar, les vents de terre venant des montagnes voisines, y occasionnent quelquefois un froid si vif, que le thermomètre descend d'environ dix-huit degrés en moins de quatre heures, sur-tout dans les mois d'Octobre, Novembre, Décembre, Janvier, Février & Mars, temps de la mousson du nord-est.

2°. Que ceux qui, pendant cette mousson, ont l'imprudence de s'endormir en plein air, séduits par la fraîcheur & la sérénité du temps, s'exposent à des maladies graves, particulièrement à des affections rhumatismales très-douloureuses, espèce de paralysie qui prive en tout

ou en partie les membres de leurs mouvemens, n'épargnant pas plus l'indigène
que l'étranger : maladie connue dans les
établiffemens Anglois fous la dénomination de *barbier*, & dans ceux qui appartiennent à la France, fous le nom de
coup-d'air, ou fuppreffion de tranfpiration.

Le *barbier* ou *coup-d'air* n'attaque
ordinairement que les hommes de la dernière claffe, qui abufent des liqueurs
fortes, & ceux qui s'épuifent avec les
femmes. Il eft cependant arrivé quelquefois que des hommes, fages d'ailleurs,
pour s'être livrés au fommeil dans des
lieux acceffibles à ces vents frais, en ont
eux-mêmes éprouvé de funeftes effets,
tels que des coliques vives & opiniâtres,
& plus fouvent des rétractions de mufcles qui font devenues des incommodités
habituelles.

Les Naturels du pays remédient à cet
état fâcheux, en mettant leurs malades
pendant la grande chaleur du jour dans
le fable jufqu'au cou ; ils les y laiffent

tant qu'ils peuvent en supporter l'effet. Ce remède violent excite des transpirations très-abondantes que l'on doit soutenir par des boissons convenables, telles que l'eau de sureau, une légère limonade chaude, &c.

Le Docteur *Lind*, & quelques autres Médecins recommandables, se servent dans ce cas de la décoction de bois de gayac, du camphre, des remèdes nervins & fortifians; mais très-souvent, malgré ces secours, les malades restent paralysés jusqu'au changement de mousson (21), à moins qu'on ne les fasse changer d'air.

Le Docteur *Lind* n'a eu sans doute occasion d'observer le *barbier* qu'à la côte du Malabar, puisqu'il propose pendant les mois de Décembre, Janvier, Février & Mars, d'envoyer à la côte de Coromandel, pour s'y rétablir, ceux qui sont attaqués de cette maladie. Quoiqu'on

---

(21) Les vents de sud règnent pendant les mois d'Avril, Mai, Juin, Juillet, Août & Septembre.

éprouve auffi fouvent le *barbier* à la côte de Coromandel qu'à celle de Malabar, l'embarquement n'en devient pas moins précieux. Le nombre des perclus au moment du départ, foulagés & quelquefois même guéris avant d'avoir doublé le Cap Comorin, prouve inconteftablement que leur déplacement & l'air de la mer ont fuffi pour leur guérifon ; les règles générales doivent toujours être le réfultat d'obfervations très-multipliées & d'une longue expérience.

Dans tous les climats où les changemens de la température de l'air font prompts & rapides, à la mer même, fous un ciel brûlant, ceux qui s'expofent à dormir à un courant d'air froid, peuvent y éprouver le *barbier*. On y eft moins fujet à la vérité fur cet élément, parce qu'en général la température y eft plus conftante & plus uniforme ; mais par-tout, les mutations rapides dans l'atmofphère exigent des précautions.

Le *barbier* ou *coup-d'air* laiffe pendant très long-temps beaucoup de gêne & de foibleſſes douloureuſes dans les parties qui en ont été affeſtées.

Ce qui ſemble prouver plus démonſtrativement encore contre l'opinion de M. *Bajon*, ſur les qualités de l'air de la mer, c'eſt qu'en 1778, preſque tout l'équipage du vaiſſeau ſur lequel étoit embarqué M. ¦*Nicolas Fontana* (*), « fut attaqué à la côte de Malabar du *barbier*, maladie qui s'annonçoit par une fièvre aiguë, des douleurs dans les articulations des genoux, des mains, du *cubitus* & de l'*humerus*, ſans altération ni changement de couleur aux parties affeſtées ; ceux qui recevoient de prompts ſecours, guériſſoient ordinairement dans l'eſpace de quatre à cinq jours, lorſqu'ils buvoient beaucoup, ſoit du thé, ſoit des délayans à grande doſe, ſur-tout lorſqu'ils ſuoient conſidérablement ; mais il y en eut qui

―――――――――――――――――――――

(*) Dont les Obſervations ſur les maladies des Européens dans les pays chauds, ont été publiées en 1785.

perdirent totalement l'usage de leurs membres, malgré les moyens les plus puissans employés pour les rétablir. Le changement d'air fit le plus grand bien. Dès qu'on eut quitté cette côte pour aller à l'Isle de Bombay, tout le monde se sentit soulagé, & peu de temps après guéri. On s'apperçut que l'air de la mer pendant la traversée, devint plus efficace que toutes les espèces de topiques dont on s'étoit servi jusqu'alors » (*).

Si les malades de ce vaisseau n'eussent pas été guéris par l'air de la mer, Bombay étant un lieu très - mal - sain, leurs maux s'y seroient aggravés. Des observations constantes plusieurs, fois répétées, attestent la salubrité de l'air de la mer. Il n'en est pas ainsi de l'air des côtes; il est constamment mauvais, si elles ont dans leur voisinage des eaux croupissantes, ou de hautes montagnes

____

(*) Extrait d'une note de M. *Thion de la Chaume*, 2 volume de sa traduction du Docteur *Lind*, page 82 & 83.

à pic (*), tandis qu'il eſt toujours ſa-
lubre dans les établiſſemens, qui, loin
d'avoir ces inconvéniens, jouiſſent de
l'avantage d'être placés ſur des lieux élevés
& éloignés des montagnes & des marais (22) ; avantage plus précieux encore,
ſi les eaux y ſont de bonne qualité.

Revenons à Cayenne, dans la Colonie
même où M. *Bajon* a eu occaſion d'exercer
ſon état. Servons-nous de ſes propres obſervations pour raſſurer ſur les effets de
l'air de la mer. *Les Indiens*, dit-il, *ne
perdent jamais aucun enfant du mal de
mâchoire, parce qu'ils leur oignent le
corps, pendant les neuf premiers jours*

(*) *Voyez* depuis la page 7 juſqu'à la page 22 de
mes Obſervations ſur les maladies des Nègres, imprimées
en 1776.

(22) Dans les rades des pays mal-ſains, le nombre
des malades à bord des vaiſſeaux eſt toujours proportionné à leur diſtance des terres ; très-près, ce nombre
eſt exceſſif ; il diminue à meſure que l'on s'en éloigne,
au point qu'à quelques lieues, même dans des temps
d'épidémie, il eſt arrivé qu'on n'y a point éprouvé de
maladies.

de

de leur naiſſance, avec une ſubſtance graſſe & huileuſe qui les met à l'abri des impreſſions de l'air. Dans les mêmes vues, dès qu'ils ont fait la ſection de l'ombilic, ils appliquent ſur les vaiſſeaux coupés un emplâtre agglutinatif ; c'eſt-à-dire, que, quoique leurs moyens ſoient différens de ceux des Créoles blancs, les uns & les autres parviennent également à préſerver leurs enfans du mal de mâchoire, en les garantiſſant des viciſſitudes de l'air.

Le fait ſuivant eſt encore une preuve de la ſalubrité de l'air de la mer.

En 1765, après les malheurs de la nouvelle Colonie de Cayenne & de la Province de Guyanne, j'eus ordre de m'embarquer ſur la flûte du Roi, l'*Eléphant*, & de prendre ſoin de 400 paſſagers (23), malades ou convaleſcens, que le Gouvernement faiſoit repaſſer en France.

---

(23) Dont 66 mangeoient à la table du Capitaine. Il eſt vrai qu'il y avoit beaucoup d'enfans qui étoient ſervis à part.

Le courage avec lequel j'avois foutenu les peines, les travaux, les fatigues inféparables de mon état dans une épidémie auffi longue & auffi opiniâtre que l'avoit été celle de la France équinoxiale, ne m'avoit pas empêché d'y fuccomber. Les rechutes que je ne ceffois d'éprouver depuis dix-huit mois, me mettant dans l'indifpenfable néceffité de regagner les climats froids, j'acceptai ma nouvelle miffion avec plaifir. Le jour du départ étoit fixé; mes malles, mes effets étoient embarqués, lorfque je fus pris plus vivement que jamais d'une fièvre continue avec redoublement. Mon état de foibleffe, dés embarras au méfentère, ne me garantirent pas de ce nouvel affaut (24).

Je fus conduit à l'hôpital de l'Ifle de Cayenne, & dès le lendemain, j'étois fans connoiffance. Quelques jours après (*),

---

(24) Il arrive très-rarement entre les tropiques que les fujets attaqués d'obftruƈtions ou autres affeƈtions chroniques, foient pris de maladies aiguës.

(*) Le premier Juin à quatre heures du matin.

un des Adminiſtrateurs (*), qui faiſoit partie du nombre des paſſagers auxquels je 'devois donner mes ſoins, ſe rendit à bord. Le moment de ſon embarquement fut marqué par une très-grande quantité de coups de canon, que tirèrent les navires de la rade. L'hôpital en étant très-voiſin, le bruit, la commotion des *ſalves* frappèrent à tel point mes organes, que je revins entièrement à moi. Malgré les précautions d'un ami qui ne m'avoit pas abandonné un ſeul inſtant, j'appris par un Domeſtique, que l'*Eléphant* alloit mettre à la voile. Mes effets débarqués que j'apperçus près de mon lit, ne me laiſsèrent aucun doute à cet égard. J'en fus ſi vivement affecté, que réuniſſant le peu de forces qui me reſtoit à beaucoup de courage, je réſiſtai à toutes les repréſentations qui me furent faites, & le jour même je me fis porter à bord.

Quoique le Capitaine (**) fût au lit,

(*) M. de *Chanvallon.*

(**) M. *Dulair.*

très-mal, ainſi que le Chirurgien du vaiſſeau, nous mîmes à la voile le lendemain,
à trois heures du matin.

Le plus grand nombre des paſſagers
étoit compoſé de familles entières. Les
maris, les femmes, les enfans, & autres
malades ou convaleſcens, furent répartis
avec beaucoup d'ordre dans le vaiſſeau,
qui heureuſement étoit fort grand & fort
commode.

Dans ces climats, les logemens les plus
élevés ſont les plus ſalubres. Il m'en avoit
été accordé un (25) très-convenable à la
circonſtance où je me trouvois; mais
j'étois ſi mal, que M. *Mink*, ancien Officier, n'avoit conſenti à ſe loger à la Sainte-
Barbe, qu'à condition que ma *cabanne*
lui ſeroit accordée après ma mort.

Malgré mon état, la fraîcheur de l'air
de la mer me fit dormir une partie de

____

(25) C'étoit une eſpèce de cabane ſituée à côté de
la grand'chambre ſous le gaillard, qui, à bord de l'*Élé-
phant*, ſe trouvoit élevé au deſſus du ſecond pont d'environ ſix pieds.

la nuit. Ma boiſſon étoit une limonade cuite. Je ſuçois de temps en temps un quartier d'orange, un morceau d'ananas bien mûr, quelquefois de la chair de corroſol (26), & quelques grains de grenade. Ces fruits, vers leſquels dans l'état de ſanté mon goût m'a toujours porté, me ſembloient encore meilleurs (*). Dès la première nuit, je rendis quelques ſelles fétides dont j'augurai bien. J'étois tranquille ſur mon état. Pendant ce temps, notre vaiſſeau, ſans rien gagner à l'eſt, s'élevoit vers le nord chaque jour d'un degré, quelquefois d'un & demi, & même de deux.

A meſure que la fraîcheur de l'air augmentoit, mes urines devenoient plus abondantes. Les autres malades, les convaleſcens, & même les perſonnes en ſanté

---

(26) Qui eſt meilleur à Cayenne que dans nos autres Colonies; l'orange & l'ananas y ſont également parfaits.

(*) *Voyez* ce qui a été dit du ſuc de grenade & autres, pages 196 & ſuivantes de mes Obſervations générales.

M 3

éprouvoient le même effet avec des différences relatives à nos maladies & à nos
pofitions refpectives. Cette crife devint
falutaire prefque pour tout le monde. Les
bouffis, les cachexiques, les hydropiques (27) en furent guéris en moins de
fix femaines, fans prendre aucune efpèce
de remède.

Dans les Colonies fituées près de la
ligne (28), les tranfpirations font prefque continuelles. Par la fraîcheur & l'élafticité du nouvel air que nous refpirions,
la matière de ces tranfpirations fut re-
portée du côté des reins. Ce changement
s'étant fait peu à peu, loin de nuire à
perfonne, devint falutaire à tout le monde.
Il eft vrai que dans les premiers jours il
fût fort incommode par la néceffité où
il nous mettoit d'uriner à chaque inftant.

(27) Du nombre defquels étoit le domeftique de M. de
Querdizien, Commiffaire Général de la Marine. Ce
malade avoit été embarqué fans efpoir de guérifon. Il
eft vrai qu'il étoit jeune & fort courageux.

(28) Cayenne eft par les 4 d 50' lat. nord.

Mes felles fétides continuèrent encore trois jours. J'allois cinq à fix fois dans les vingt-quatre heures. Par ce léger dévoiement, ma maladie fut entièrement terminée. Le Capitaine, le Chirurgien du vaiffeau & plufieurs autres furent guéris de la même manière fans le fecours d'aucun médicament.

Pendant la convalefcence, notre principale nourriture fut le riz, quelques fruits (29) cuits, & des œufs, avec un peu de bon vin; il faut obferver auffi que le ciel fut conftamment beau (30) pendant toute la traverfée.

Autant que mes forces me le permettoient, je me promenois la majeure partie de la journée dans la galerie ou fur le gaillard. Par ces moyens, les urines continuèrent d'être abondantes, & le fom-

---

(29) Tels que des bananes dans les premiers jours, & dans la fuite des patates, lorfque nos eftomacs eurent repris plus de force.

(30) Sur-tout depuis le vingtième jufqu'au trentième degré; dans cette traverfée les tentes furent mifes tous les jours.

meil réparateur ; de forte que quinze jours après avoir mis à la voile, je me trouvai affez fort pour remplir les fonctions de mon état, & me nourrir comme tout le monde, avec l'attention d'aromatifer toujours mes alimens d'un filet de vinaigre, fur-tout la viande (31) & les farineux.

Tous ceux qui fe trouvèrent logés dans les parties élevées du vaiffeau, ceux même qui étoient placés dans l'entrepont & à la Sainte-Barbe, qui voulurent fuivre mes confeils & obferver la même conduite dans le régime & l'exercice, jouirent des mêmes avantages.

Mais nous fûmes foixante-quatorze jours pour nous rendre dans la rivière de Bordeaux, & parmi les hommes découragés & pareffeux, il s'en trouva que je ne pouvois arracher des parties baffes du vaiffeau ; la plupart, malgré la févérité

(31 Je me fuis toujours bien trouvé à la mer d'en manger le moins poffible, particulièrement dans les convalefcences.

de la difcipline, croupiffoient dans leur ordure; ceux que je ne pus empêcher de vivre de lard & de bœuf falé ne guérirent point; ceux fur-tout qui s'étoient embarqués avec des affections fcorbutiques.

Il n'en eft pas moins furprenant que dans une traverfée auffi longue, & parmi un fi grand nombre de malades & de convalefcens, de tout âge & de tout fexe, nous n'en ayons pas perdu un feul, & qu'arrivés à Bordeaux, il ne s'en foit trouvé que quatorze dans le cas d'être conduits à l'hôpital, attaqués du fcorbut au premier ou au fecond degré. Le refte fut débarqué bien portant, avantage que nous devons rapporter principalement à la falubrité de l'air de la mer.

Ce qui prouve enfin que l'on ne fauroit raifonnablement confidérer l'air de la mer comme caufe du *tétanos, mal de mâchoire*, c'eft que dans le nombre des paffagères embarquées fur l'*Eléphant*, il fe trouva plufieurs femmes groffes, dont fix accouchèrent dans les quarante premiers jours de la traverfée, & qu'avec les fimples précautions d'ufage en pareil cas, les nouveau-nés ont été préfervés du *tétanos*. J'ai quantité d'autres exemples d'accouchemens heureux à la mer, dans les climats les plus froids comme dans les plus chauds. Mais je regarde ces exemples comme fuperflus à rapporter ici.

Après avoir examiné

Si les vers dans les premières voies caufent le *tétanos*, quels font les effets & les maladies qu'ils produifent ordinairement, ainfi que les circonftances qui diverfifient ces effets & ces maladies;

Si parmi les caufes du *tétanos*, on peut compter la fuppreffion des règles ou des lochies chez les femmes; & dans l'un & l'autre fexe, celle du flux hémorrhoïdal, des dartres, de la gonorrhée, &c.;

Si, comme *Defportes* a cru le voir à Saint-Dominguc, cette maladie furvient quelquefois à la fuite de la petite vérole;

Quels font les effets de l'ivreffe, s'ils

peuvent être confidérés comme caufe du
tétanos ;

Enfin, après avoir examiné fur quels
fondemens M. *Bajon* a pu attribuer cette
maladie à l'air de la mer,

J'ai appuyé cet examen d'obfervations.
Toujours d'après ma propre expérience,
je vais m'occuper des vraies caufes de
cette maladie. Moins elles feront nom-
breufes, & moins les alarmes & les
craintes que quelques Auteurs ont fait
naître feront fondées.

CHAPITRE II.

Caufes du Tétanos.

QUOIQUE le *tétanos*, *effentiel* ou
accidentel, foit l'effet de l'irritation du
genre nerveux, & que dans l'un comme
dans l'autre cette irritation foit prefque
toujours produite par la fuppreffion de
la tranfpiration, cette diftinction, comme
nous l'avons obfervé, n'en eft pas moins

de la plus grande importance pour le traitement.

La fuppreſſion de la tranſpiration eſt une cauſe commune au *tétanos*, ſoit *eſſentiel*, ſoit *accidentel*. comme à une infinité d'autres maladies.

L'évacuation de cette humeur ſubtile & déliée, qui s'exhale en forme de vapeurs de toute la ſuperficie du corps & des poumons, s'apperçoit difficilement, il eſt vrai, mais elle n'en eſt pas moins la plus abondante de toutes nos excrétions (32).

Quand, on conſidère qu'elle eſt plus ou moins douce, âcre, piquante ſelon qu'elle s'émane d'un corps plus ou moins ſain, plus ou moins malade, on conçoit que ſes qualités doivent être auſſi variées que nos phyſionomies.

Ne ſoyons donc point ſurpris que, ſelon les climats, les ſaiſons, les temps,

---

(32.) *Sanctorius* a obſervé que ſur huit livres d'alimens, il s'en diſſipe cinq par la tranſpiration inſenſible.

les individus , elle produife des effets diffemblables.

Depuis 1755 j'ai été employé dans toutes nos Colonies. Par-tout nos armées ont éprouvé des épidémies défaftreufes. A Louisbourg , en 1757 , la tranfpiration de plufieurs malades devint fi mordicante & s'exhalta à tel point, que l'épiderme des doigts & de la paume des mains , avec lefquels je les touchois, s'en fépara prefqu'entièrement.

Ce n'eft que par les qualités diverfes de la tranfpiration & la différence des parties plus ou moins effentielles à la vie , fur lefquelles elle fe porte, que l'on peut expliquer pourquoi en Afie (33), par exemple, pendant le temps des vents froids , plufieurs hommes s'expofant à dormir en plein air, dans le même lieu & dans le même inftant; les uns font pris de coliques plus ou moins vives, ou d'affections rhumatifmales, même de pa-

____

(33) On y eft expofé dans plufieurs autres endroits, ou plutôt dans tous les lieux du monde.

ralyfies, tandis que d'autres n'éprouvent que de légères incommodités.

Ce font ces mêmes différences qui font que quelques-unes de ces affections ré-fiftent aux meilleurs traitemens, tandis que les autres fe guériffent avec facilité.

Quelquefois l'humeur variolique fe portant brufquement de la fuperficie du corps fur le cœur, les poumons ou le cerveau, enlève en moins de quatre heures des malades jugés fans danger, parce que le degré d'acrimonie & d'altération de l'humeur a échappé à l'homme de l'art qui a prononcé favorablement fur leur état; & cela n'eft que trop fouvent arrivé pour ne s'être pas prémuni contre les changemens fubits de l'atmofphère.

Dans ces circonftances, il eft fans doute effentiel que l'air foit renouvellé; mais il ne l'eft pas moins d'être toujours prêt à fermer les portes & les fenêtres, d'augmenter le nombre des couvertures, de foutenir, dans ces inftans, les malades avec un peu de bon vin vieux, de leur

permettre même l'ufage de quelques alimens légers. Les indigeftions font quelquefois funeftes, mais la diète rigoureufe
ne l'eft pas moins.

Ce que je dis des varioliques eft encore
auffi fouvent arrivé à des femmes en couches, fur-tout par les fuites funeftes d'une
diète auffi mal entendue que celle que
des gens de l'art prefcrivent dans les jours
qui fuivent les accouchemens dont le
travail a été long, & pendant lefquels
l'épuifement des efprits a été fi grand,
que la phyfionomie en eft reftée altérée
quelquefois pendant des quinze, dix-huit
& vingt-quatre heures.

Ces différences, enfin, deviennent in-
calculables, lorfqu'on confidère avec
quelle facilité & quelle promptitude certains virus vénériens, galeux, dartreux, &c. fe tranfmettent, tandis que d'autres moins acrimonieux & moins exhaltés ne peuvent être tranfmis fans un contact plus immédiat, & quelquefois répété.
Il fe rencontre même des fujets chez lef-

quels ces virus font non communica-
bles (34), quoiqu'ils détruifent jufqu'aux
os les plus compactes de ceux qui en
font attaqués (*). De là, l'immenfe diverfité que j'ai obfervée dans l'humeur
perfpiratoire , fur - tout dans les pays
chauds.

Le *tétanos effentiel* peut furvenir dans
tous les lieux du monde, lorfqu'étant en
fueur, on s'arrête dans des lieux bas ,
trop frais ou trop humides (**). On y
eft incomparablement plus expofé dans
les régions chaudes que dans les climats
froids, & généralement par-tout où les
alternatives du froid & du chaud font

____

(34) Ils dégénèrent chez d'autres , fur-tout dans les
climats tempérés. Cette tranfmiffion plus ou moins facile
dépend auffi de la texture & de l'organifation de ceux
qui s'expofent à fubir l'action de ces différens virus.

(*) Pour de plus grands détails fur les effets du
virus vénérien, *voyez* les maladies des Nègres depuis la
page 150 jufqu'à la page 261, & fur-tout la 167.

(**) Ainfi qu'on peut le voir page 248 de nos Obfervations générales , & dans cet Ouvrage , chapitre V.

confidérables,

confidérables, la chaleur du jour brûlante & les nuits très-fraîches. Mais c'eſt dans les pays couverts de montagnes très-élevées, principalement entre les tropiques, que le Médecin a le plus à traiter de maladies ſpaſmodiques.

C'eſt auſſi dans les batailles ſanglantes, dont ces contrées ſont le théâtre, que le *tétanos accidentel, mal de mâchoire,* fait périr un plus grand nombre de bleſſés, de ceux ſur-tout chez leſquels les grands fracas d'os, & la rupture des vaiſſeaux obligent à l'amputation partielle ou totale des extrémités ; c'eſt enfin dans les ſièges & les combats, que cette eſpèce de *tétanos* fait les plus grands ravages, & que l'obſervateur doit ſe tranſporter pour en connoître les cauſes & les moyens de les prévenir.

Quoique le *tétanos accidentel,* qui ſurvient à la ſuite des bleſſures, ſoit beaucoup plus fréquent entre les tropiques que par-tout ailleurs ; c'eſt néanmoins en

Canada, en 1759, après le bombardement de Québec (*), capitale de ce pays falubre, que je l'ai obfervé pour la première fois (35). Il furvint vers la fin d'Août des pluies froides ; la fraîcheur de

---

(*) Situé par les 49 d. de latitude nord, à 150 lieues de la mer.

(35) Après avoir fubi, en 1758, les malheurs qui fuivirent le naufrage du vaiffeau du Roi l'*Aigle*, & après la ceffation de la maladie peftilentielle de la paroiffe Saint-Bernabé, je fus conduit par cette chaîne d'événemens au bombardement de Québec, & chargé du plus grand nombre des malades bleffés & fébriitans, auprès defquels je fuppléois Meffieurs *le Beau* & *Brieau*, premier Médecin & Chirurgien - Major en chef, qui ne firent que très - tard leur réfidence dans les hôpitaux.

La flotte Angloife entra dans le fleuve Saint-Laurent le 15 Mai ; le bombardement de Québec commença dans les derniers jours de Juin. Le nombre des bleffés fur, jufques vers la fin d'Août, de deux cents à quatre & cinq cents. La majeure partie l'étoient par des balles qui traverfoient les chairs; beaucoup d'autres avoient été brûlés ; il y eut en outre plufieurs fractures prefque toutes compliquées de plaies, quelques membres emportés par des boulets & des éclats de bombes.

Jamais l'humanité ne reçut de foins & de fecours plus confolans ; les hôpitaux defervis par des Religieufes cloîtrées *, étoient tenus dans le plus grand ordre. Nous étions au niveau de notre befogne, & nous ne perdions qu'un très-petit nombre de malades. Mais après l'affaire du faut de Montmorency (du 31 Juillet) pendant les chaleurs exceffives **, nous fumes tellement furchargés de bleffés & de fébricitans, que nous ne favions où les placer pour les panfer commodément & les garantir des vi.iffitudes de l'atmofphère.

Cependant, malgré cette furcharge, le fervice des malades & des bleffés fe fit avec ordre jufqu'à la fatale journée du 13 Septembre, époque de cette bataille funefte qui coûta la vie aux Généraux des deux armées ***, & dans laquelle nous eûmes onze cents bleffés. L'hôpital n'étoit éloigné que de mille à douze cents pas du champ où fous nos yeux l'armée Françoife fut repouffée. Je n'entreprendrai point de tracer ici le tableau de ce que nos cœurs eurent à fouffrir ; je me bornerai à obferver que l'Eglife & les greniers de l'hôpital étant remplis depuis long-temps, les onze cents bleffés furent répartis dans les granges, les angars voifines, & fecourus avec tant de zèle, que chacun eut des draps, une couverture, un

* De l'Ordre de S. Auguftin.

** Il paroîtra fans doute étonnant que dans un pays fi froid en hiver, les chaleurs de l'été foient auffi grandes. Cela dépend d'un concours de circonftances dont les principales font la direction des vents, le gifement des montagnes, &c.

Voyez ce que j'ai dit du Cap François, pages 11 & fuivantes de mes Obfervations générales, jufqu'aux pages 42 & fuivantes.

*** Meffieurs de Montcalm & Woolf.

funeſte à huit de nos bleſſés (à qui on

---

matelas ou une paillaſſe , ſans cadre , à la vérité , ni lit
de ſangle ; ils étoient couchés à plat , de ſorte que les
Officiers de ſanté étoient obligés de faire les opérations
& les panſemens à genoux , ou au moins très-courbés ,
attitudes qui devinrent exceſſivement fatigantes. Nous
n'étions que onze Chirurgiens , & le lendemain , à cinq
heures du ſoir , nous avions retiré quatre cents ſoixante
treize balles. Enfin nous eumes aſſez de force & de courage pour ne prendre notre premier repas , qu'après le
panſement du dernier bleſſé.

L'ordre rétabli ramena nos ſuccès. J'ai vu depuis
dans toutes nos poſſeſſions au-delà des mers un grand
nombre de ces braves Officiers bleſſés en Canada ; pluſieurs
ſont même parvenus aux premières dignités militaires. La
France doit la conſervation de ces hommes précieux à la
bonne chirurgie , qui dès-lors préféroit l'*honneur* de
conſerver un membre , à celui d'en ſavoir bien faire le
retranchement ; opération cruelle que l'on ne doit pratiquer que lorſqu'il ne reſte aucun moyen de le conſerver.

L'homme de l'art , d'une ſenſibilité éclairée , ne verra
pas ſans une douce ſatisfaction , que ſur onze cents bleſſés
devant Québec, le 13 Septembre 1759 , nous ne fîmes
qu'une ſeule amputation. Il eſt à propos d'obſerver que
dans cette journée les deux armées ne firent preſque
point uſage de canon , & que pendant ſoixante - dix
jours que dura ce bombardement , ou plutôt cet incendie ,
preſque tous les ſujets auxquels on fit des amputations
avoient été conduits dans les hôpitaux François , auſſitôt

avoit fait des amputations (36), qu'ils périrent du *tétanos.*

Il faut obferver que l'hôpital de l'armée, fitué dans un bas-fonds, étoit très-acceffible à l'humidité, & que les amputés du 31 Juillet furent tous placés dans des falles baffes. Aucun de nos grands bleffés, avant cette époque, n'avoit éprouvé ce cruel accident ; & nos fuccès conftans qui faifoient à la fois la fécurité de l'Officier de fanté & celle du malade, contribuèrent en quelque forte à laiffer furprendre par cette funefte humidité quelques-uns de nos principaux bleffés.

---

après avoir eu leurs membres emportés, ou même arrachés foit par des boulets, de éclats de bombes ou des démolitions.

Les Dames Religieufes de Québec, de la propreté, des foins, du zèle & de l'intelligence defquelles j'ai parlé, méritèrent de partager l'honneur de nos fuccès, tant par les fecours hofpitaliers qu'elles prodiguèrent conftamment à nos bleffés, que par leur noble défintéreffement & la manière dont elles remplirent le but de leur inftitution.

(36) L'affaire du 31 Juillet ayant été une canonade, nous n'eumes prefque point d'autres bleffures que des membres emportés.

La fraîcheur de l'air en reſſerrant ſubitement les pores de la peau, pouvoit ſeule cauſer ce terrible accident; mais lorſqu'à la ſuite des grands changemens atmoſphériques, les effets de l'humidité viennent ſe joindre à ce reſſerrement, à cette aſtriction ſubite, comme dans la circonſtance dont nous parlons, ils ſont, ainſi que nous l'avons avancé, la ſource d'une infinité de maladies, ſurtout de maladies ſpaſmodiques, dont le *tétanos* eſt le dernier degré.

Pour nous convaincre de ce que peut l'humidité, jetons un coup-d'œil rapide ſur ſes effets. Répandue dans l'air & ſur la terre dans de juſtes proportions, elle eſt une des cauſes génératrices de tout ce qui exiſte; elle donne pour ainſi dire la vie à l'univers; mais l'air étant l'excipient de l'eau réduite en vapeurs, & en même temps le véhicule des émanations diverſes qui s'élèvent de tous les corps, les promène ſuivant des directions variées dans certains pays, & déterminées dans d'autres. L'air eſt tantôt tranſparent &

fuave, quelquefois infect & opaque. L'humidité s'y trouve condenfée ou atténuée
& volatilifée, felon le degré de froid ou
de chaud. Lorfque l'air eft humide, fon
action dans certains climats eft telle, qu'il
va jufqu'à diffoudre prefque tous les fels,
à rouiller avec promptitude le fer & le
cuivre, qu'il finit par détruire. C'eft par
l'humidité que l'air attaque les rochers
les plus compactes, qu'il les ronge à leur
furface, & que, femblable au *fphacèle*;
il porte quelquefois la deftruction jufqu'à
leur intérieur.

Enfin l'humidité, fans laquelle la fermentation putride, la décompofition
prompte des corps & la putréfaction ne
peuvent avoir lieu, ayant frappé à Québec
les huit bleffés du 31 Juillet, qui font
le fujet de cette obfervation, me paroît
être évidemment la caufe du *tétanos,
mal de mâchoire* qui les fit périr.

J'ai fait la même obfervation dans nos
Colonies fituées entre les tropiques. Le
tétanos accidentel qui furvient après une

bleſſure, ne reconnoît le plus ſouvent d'autre cauſe que l'air frais & humide, à l'action duquel les bleſſés ſe livrent avec d'autant plus de plaiſir dans tous ces établiſſemens, que pendant la majeure partie de l'année, les chaleurs y ſont exceſſives & l'atmoſphère brûlante (37). Il eſt d'ailleurs naturel qu'un être ſouffrant deſire un changement de poſition, ſur ‑ tout lorſque la nature de ſa bleſſure l'oblige de reſter, pour ainſi dire, immobile. Telles

______

(37) Les pluies ne viennent dans cette région, qu'en certaines ſaiſons de l'année, mais preſque toujours elles ſont trop abondantes. Le ſec & l'humide y ſont également exceſſifs. On eſt quelquefois ſix, ſept & huit mois ſans qu'il tombe une goutte d'eau, & tout-à-coup il pleut avec une telle abondance, que dans moins de quatre, cinq & ſix heures, les rivières ſe trouvent débordées & forment des torrens qui interrompent toute communication, quelquefois pendant pluſieurs jours. L'on peut voir ces différences extrêmes page 68 de mes Obſervations générales.

Cette obſervation eſt d'autant plus importante pour le Médecin, que c'eſt toujours après les longues ſéchereſſes & les pluies exceſſives, que ſurviennent les épidémies déſaſtreuſes, telles que celle qu'a éprouvé l'Iſle Saint-Domingue en 1786.

font différentes efpèces de fractures dans lefquelles le moindre mouvement fuffit quelquefois pour caufer de nouveaux accidens.

Il eft donc indifpenfable par-tout, & particulièrement entre les tropiques, de bien obferver quel eft le genre de bleffure, quelles font les parties léfées & leur plus ou moins d'irritation. Le degré de fenfibilité eft fi varié, fi diverfifié dans chaque individu, de même que l'état moral & phyfique, que rien n'eft petit dans ces fâcheufes circonftances; tout au contraire doit être pefé, balancé & calculé: les moindres caufes en apparence peuvent alors, par des développemens qui nous échappent, produire les plus funeftes effets.

Ceux de l'air frais & humide font prouvés par un fi grand nombre d'exemples, qu'il fuffit d'en rapporter ici quelques-uns, fur-tout de l'efpèce de ceux qui, dans nos principales Colonies, ont le plus fixé l'attention du public, & qui par cela même ont fourni aux Médecins & aux Chirurgiens de ces contrées, des observations à l'épreuve du plus sévère examen.

Je commencerai par M. *Leydet*, habitant à *l'Embarcadère* de la petite Anse, dépendance du Cap, Isle & côte Saint-Domingue. Cet homme actif & entreprenant faisoit un commerce considérable de tafia, qui l'obligeoit à être souvent hors de chez lui. Dans une de ses tournées, la dossière de sa voiture s'étant cassée, il crut, pour éviter les ruades de son cheval de brancard, pouvoir sans danger sauter à terre. Mais, entraîné par le poids de son corps, & le pied ayant porté à faux, il se fractura les deux os de la jambe droite, un pouce au dessus des malléoles : la partie supérieure du *tibia* fit aux tégumens, à l'endroit même de la fracture, une plaie transversale d'environ deux pouces.

M. *Leydet* avoit depuis long-temps le pressentiment qu'il périroit du *tétanos*, c'eft pourquoi, immédiatement après fon accident, il me fit prier de me joindre à M'. *Raffina*, fon Chirurgien. La fracture fut parfaitement bien réduite, la plaie & la jambe alloient de mieux en mieux. Cependant rien ne put raffurer le malade. En effet, dès le troifième jour de fa bleffure, il furvint une pluie froide & beaucoup de vent, ce qu'on appelle dans le pays un *nord*. Cette révolution atmofphérique fut telle, que nous fûmes obligés de quitter les habits de toile pour prendre ceux de drap.

Il faut obferver auffi que dans tous les établiffemens fitués entre les tropiques, fur-tout dans les plaines & les bas-fonds, les maifons n'ont ordinairement qu'un rez-de-chauffée, & font conftruites de manière à recevoir le plus léger foufle de vent, & à ce qu'il circule librement dans tout leur intérieur, c'eft-à-dire qu'elles font difpofées uniquement pour les temps ordinaires; auffi l'on a prefque toujours reçu l'impreffion du changement fubit de l'atmofphère, avant d'avoir penfé à s'en garantir. D'ailleurs, la chambre que le malade avoit defirée étoit de toutes celles de la maifon la plus expofée au nord.

Les précautions contre le vent & l'humidité furent prifes avec célérité; on s'appliqua fur-tout à remplir exactement avec des draps les vides qui dans ces fortes de conftructions règnent toujours autour du bâtiment, entre fes faces latérales & la charpente du comble.

Mais ces précautions furent infuffifantes, & n'empêchèrent pas que le malade ne fût frappé de l'air humide. La peau devint un peu froide; la chaleur du pied de la jambe & de la cuiffe, diminua confidérablement; ce fentiment de froid fut fuivi de légers friffons, deux jours après, fans dérangement fenfible au pouls. Les nuits furent un peu agitées, & la chaleur intérieure commença à fe manifefter.

Le quatrième jour du mauvais temps & le feptième de la fracture, le malade fe plaignit d'une légère difficulté d'avaler & de remuer le col ; je propofai de faire une confultation.

Le 8 , la déglutition devint plus difficile, & la douleur du col, particulièrement à la nuque, augmenta fenfiblement.

Le 9, la conftriction rigide des mufcles releveurs de la mâchoire inférieure, prit un accroiffement confidérable, & l'on appela de la ville du Cap, M. *David*, Médecin, qui infifta beaucoup fur la continuation des mêmes moyens.

Le 10, le refferrement des mâchoires devint fi grand, qu'il fut impoffible de rien faire avaler. Les mufcles de la tête & du col tendus avec la même force en arrière & en avant, tinrent le corps droit & roide ; la refpiration devint très-précipitée, & les yeux étincelans ; le vifage enflammé fe contourna ; le pouls difparoiffoit entièrement pendant les convulfions, & dans les intervalles il étoit affez régulier ; les fueurs étoient déja froides ; la rigidité & la contraction gagnèrent les mufcles de tout le corps; les convulfions très-rapprochées devinrent générales, & le malade périt, le jour même, dans des tourmens affreux.

Un Médecin Chirurgien du Cap, ayant parfaitement réuffi à faire l'extirpation d'une glande au fein d'une Canadienne qui fe trouvoit dans cette ville, il fut arrêté, d'après le fuccès de cette opération, qu'il en feroit une pareille à la femme de M. *Riortier*, Procureur de l'habitation de M. *de Menoud* au quartier Morin. Je ne fus pas confulté dans cette détermination qui avoit été prife au Cap; mais, comme j'étois chargé du traitement des Nègres de l'habitation où l'extirpation devoit fe faire, je fus invité à m'y trouver.

La glande étoit fort petite. L'opération fut auffi bien faite que la première; mais, quelques jours après, il furvint un *nord* qui changea fubitement l'atmofphère. La maifon & l'appartement avoient les mêmes inconvéniens que ceux de M. *Leydet*; avec la même célérité, on

prit les mêmes précautions, qui malheureufement furent auffi inutiles.

Les premiers effets de ce changement
fubit dans la température, furent la diminution de la chaleur; la peau devint
un peu froide, la pâleur du vifage fur-
tout me frappa fi vivement de la crainte
du *tétanos*, que je pris en particulier
l'Opérateur pour lui en faire part. En
fa qualité de Médecin-Chirurgien, il étoit
chargé des panfemens, de la conduite &
du traitement de la malade dont il avoit
entièrement la confiance. C'étoit la première Colonie dans laquelle il réfidoit;
il y avoit beaucoup de réputation, quoique nouvellement arrivé, & c'étoit auffi
la première fois qu'il avoit occafion de
voir ce terrible accident furvenir à la
fuite d'une bleffure. Mais ayant été Dé-
monftrateur dans une de nos principales
villes de France, connoiffant bien fes
Auteurs, & revenu de la première furprife que lui avoit caufé mon avertiffement, il efpéra que, malgré mon expé-

rience , j'aurois porté mon pronoftic avec trop de précipitation ; que le changement atmofphérique n'empêcheroit pas la tranf-piration de fe rétablir ; en un mot, que ces premiers fymptômes difparoîtroient. Le fuccès de la première extirpation foutenoit fes efpérances ; & conformément aux obfervations de M. *Hillari*, à la Bar-bade , ce ne fut que le quatrième jour après cette funefte impreffion de l'humi-dité , que fe manifefta la première diffi-culté de remuer la mâchoire inférieure.

La malade , jeune Créole bien confti-tuée & très-intéreffante , loin d'être affli-gée , s'amufoit de ce léger embarras ; mais fon mari , qu'une expérience de trente années dans la Colonie, & fon état avoient mis à portée de voir plufieurs malades attaqués du *tétanos* à la fuite des bleffures , fut frappé prefque auffi-tôt que moi du malheur qu'il alloit éprouver.

En effet , le fpafme mufculaire , la dif-ficulté d'avaler, le refferrement des mâ-choires, la rigidité, la tenfion, la roideur

des

des mufcles & tous les accidens que nous
avons fait remarquer en parlant de
M. *Leydet*, fe fuccédèrent avec la même
rapidité, & enlevèrent la malade par une
mort affreufe, le feptième jour après
l'apparition des premiers fymptômes du
tetanos accidentel.

Les deux femmes opérées étoient jeunes
l'une & l'autre, & d'après l'Opérateur,
la glande dont l'extirpation fut fi funefte
étoit beaucoup plus petite que la première.
On pouvoit auffi raifonnablement compter fur la pureté du fang de la dernière
opérée ; en un mot, fa pofition étant des
plus favorables, on ne peut attribuer cette
extrême différence dans les fuites de l'opération, qu'au funefte changement de l'at=
mofphère, dont la première avoit été
exempte. C'eft pourquoi dans mes Ouvrages, je n'ai ceffé de recommander de
ne fe fervir du *biftouri* qu'avec la plus
grande circonfpection, & feulement dans
les cas indifpenfables.

L'année fuivante, dans le quartier de

Limonade, M. le Chevalier *de Caduch*, ayant le bras appuyé fur la croffe de fon fufil, & tenant le bout du canon fur fon pied, le coup partit dans cette fâcheufe pofition. Les grains de plomb dont l'arme étoit chargée, intérefsèrent plufieurs tendons. Cependant les premiers accidens fe calmèrent, la fuppuration s'établit parfaitement, & le malade fut dans le meilleur état jufqu'à ce qu'un changement fubit étant furvenu dans l'atmofphère, il fut pris, comme les deux bleffés que je viens de citer, du *tétanos accidentel* qui le conduifit au tombeau. Je ne fus point appelé pour donner mes foins à M. *de Caduch*; mais ces détails font d'autant plus exacts, que je les tiens du Chirurgien même du malade, & d'un ami particulier de ce dernier. L'accident arrivé à M. *de Caduch* a fait beaucoup de bruit à Saint-Domingue, & le *nord* furvenu après fa bleffure m'empêcha moi-même, pendant plufieurs jours, de paffer la grande rivière, & d'aller fecourir quelques-uns de mes malades qui me donnoient les plus grandes inquiétudes.

Ces trois exemples de *tétanos acci-dentel*, arrivés immédiatement après un changement dans l'atmofphère, prouvent que cet accident terrible reconnoît pour caufe principale l'impreffion fubite de l'air frais & humide dont on vient de voir les funeftes effets.

D'après les obfervations contenues dans ce chapitre, il eft aifé de fentir que les Nègres étant nus, ou prefque nus, font infiniment plus fujets que les Blancs à l'impreffion des changemens fubits de l'atmofphère, & généralement à toutes les caufes qui peuvent occafionner le *tétanos effentiel & accidentel.* Auffi, dans tous les établiffemens Européens, fitués entre les tropiques, fur-tout dans les Co-lonies à fucre, voit-on fréquemment des Nègres attaqués de la première de ces maladies, tandis que les blancs ne l'éprou-vent que très-rarement. Il n'en eft pas ainfi du *tétanos accidentel,* fuite de bleffure.

A nombre égal de Blancs & de Nègres
bleſſés, il y en a incomparablemént plus
des premiers que des derniers qui éprouvent ce cruel ſymptôme. On fera peu
ſurpris de ces différences, ſi l'on a fait
attention à ce que nous avons dit, dans
ce chapitre, ſur ce ſujet.

CHAPITRE III.

Cauſes du Tétanos des enfans, ou mal de mâchoire.

LES enfans Blancs ſont, comme les
enfans Nègres, ſujets aux convulſions
qui ſurviennent quelquefois pendant la
dentition. Chez les uns & chez les autres, cette diſpoſition dépend toujours
de la foibleſſe de leur conſtitution. Ils
ſont auſſi également ſujets aux fréquentes
convulſions produites par les vers, principalement dans toute la zone torride.
Mais les enfans Blancs, dans les premiers
jours de leur naiſſance, ſont moins ſujets

que les enfans Nègres au *tétanos, mal de máchoire*, parce que leurs vêtemens & une furveillance continuelle les en garantiffent.

Les *cafes* des Nègres étant prefque ouvertes de toutes parts, la chaleur pénètre dans leur intérieur avec la plus grande facilité. D'un autre côté, le fol de ces logemens étant de niveau avec la terre, ils font très-acceffibles à l'humidité. La fuppreffion de la tranfpiration, à laquelle les Nègres font continuellement expofés par ces vices de conftruction, eft la caufe principale du *tétanos, mal de máchoire* L'expérience & l'obfervation prouvent que le *tétanos* eft auffi rare dans les quartiers bien établis, & fur les habitations où le Nègre obtient facilement les objets de première néceffité, que fréquent dans les établiffemens nouveaux, & généralement par-tout où l'Efclave eft mécontent de fon exiftence.

Il faut obferver que le plus fouvent les enfans Nègres naiffent de pères &

mères mal-ſains (38), dans ces climats brûlans, ſur - tout dans nos principales Colonies. Il n'eſt pas rare de voir ces infortunés venir au monde tout couverts de puſtules vénériennes. Leur peau n'ayant alors aucune conſiſtance, eſt quelquefois déchirée en pluſieurs endroits de la ma-nière la plus hideuſe.

Dans ce cruel état, l'enfant ſans action muſculaire, faiſant entendre à peine quelques cris plaintifs, n'a pas même la force de téter ; il avale avec beaucoup de difficulté quelques gouttes de lait qu'on lui donne dans une cuiller, & meurt dès les premiers jours de ſa naiſſance, à moins que, la déglutition devenant plus facile, il n'acquiere aſſez de force pour ſaiſir & ſucer le mamelon, & rendre ſon *mé-conium*.

Comme la difficulté d'avaler eſt un des premiers ſymptômes du *mal de mâ-*

---

(38) On peut voir combien il eſt difficile de leur inſ-pirer des mœurs, pages 28 & 29 de mes Obſervations ſur les maladies des Nègres.

choire, les Nègres, & fouvent auffi les Blancs confondent cet état de foibleffe & de virulence avec le *tétanos.* Dans cette fâcheufe circonftance, je fais prendre chaque jour, aux mères de ces malheureux enfans, un bol de deux grains de panacée mercurielle (39); & par ce moyen je fuis parvenu à les guérir complètement, ainfi que leurs enfans, & quelquefois même en très-peu de temps.

Je ne m'arrêterai pas à difcuter ici tout ce qui a été écrit fur la fection du cordon ombilical. J'obferverai feulement que fi cette féparation indifpenfable caufoit le *mal de mâchoire,* elle produiroit né-

(39) Pour de plus grands détails fur les divers tymptômes vénériens & les complications qui obligent à varier le traitement, *voyez* pages 150 & fuivantes de mes Obfervations fur les maladies des Nègres. Il eft abfolument effentiel de n'adminiftrer alors les mercuriaux qu'à très-petite dofe ; par cette méthode j'ai guéri, fans exception, tous les enfans *pianiftes,* même ceux dont les os fe fracturoient très-facilement ; & d'après la difficulté qu'on éprouve en Europe pour détruire le virus vénérien de naiffance, j'avoue que ces fuccès de la plus grande publicité m'ont infiniment fatisfait.

cessairement le même effet sur les enfans
Blancs. Il en est ainsi de l'attention qu'on
a de dégorger la portion restante de ce
même cordon, après la section, pour que
la séparation s'en fasse plutôt par dessé-
chement que par putréfaction. La méthode étant indistinctement la même dans
tous les pays, & pour tous les enfans,
de quelque couleur qu'ils soient, l'on
ne peut pas raisonnablement espérer que
cette précaution prévienne une maladie
de cette importance.

Parmi les différens genres de destruc-
tion dont les Nègres *pervers* se servent
pour ruiner leur Maître, l'on ne peut
douter que celui de faire périr les nouveau-nés du *tétanos, mal de mâchoire*,
ne soit un des plus fréquens. Aussi a-t-on
généralement l'attention d'empêcher que
les Nègres étrangers n'entrent dans la
chambre de l'accouchée avant le onzième
jour; mais ce qui prouve que ce mal
est souvent l'effet de la perversité des
Nègres, c'est l'aveu de quelques *Accou-*

cheufes qui ont conceffé leur crime, fans vouloir déclarer les moyens qu'elles ont employés pour le commettre ; ce font les dénonciations des Pafteurs Citoyens qui ont fait de ce même crime l'objet de leurs inftructions publiques.

Le defir de fe venger de leurs Maîtres ou de la famille de l'enfant, la jaloufie qui naît des préférences, de la différence des occupations domeftiques, fuffifent chez les Efclaves pour donner lieu à cette atrocité (*).

J'ai déja obfervé que la maladie des enfans nouveau-nés du Vivarais, appelée *Sarrette* dans cette Province, eft un vrai *tétanos*, *mal de mâchoire*, en tout femblable à celui auquel font expofés les nouveau-nés entre les tropiques, qu'il reconnoît les mêmes caufes ; & que les

____

(*) Ces objets dignes de l'attention des Adminif-trateurs, fe trouvent très-détaillés dans le Mémoire que M. *Moreau de Saint-Méri* a lu à l'affemblée publique du Mufée de Paris, le 16 Mai 1786, & qui doit faire partie de fon grand ouvrage fur les Loix & Conftitutions des Ifles Françoifes de l'Amérique fous le vent.

précautions & les traitemens prescrits dans cet Ouvrage, conviennent également en Languedoc, en Provence, sous la zone torride & dans tous les pays du monde.

Des circonstances particulières ayant long-temps retardé l'impression de cet Ouvrage, j'ai eu depuis diverses occasions d'observer à l'hôpital des Enfans-Trouvés de Paris, la maladie que la Société Royale de Médecine croit qu'*on pourroit appeler endurcissement du tissu cellulaire* (40); & d'après un examen plusieurs fois répété sur plusieurs de ces enfans, soit avant, soit après leur mort, j'ai reconnu que cette maladie est comme la *sarrette*, un vrai *tétanos*, *mal de mâchoire*.

Pour s'en convaincre, il suffira aux Médecins-Praticiens qui ne sont point à portée de visiter cet hospice, de com-

____

(40) M. *Andry*, Médecin très-instruit, éclairé & laborieux, chargé de la conduite des malades de cet hospice, s'occupe essentiellement de faire connoître cette maladie, ses complications & les moyens de la guérir.

parer mes Obfervations fur le *tétanos* des enfans, avec la defcription que la Société Royale donne de la maladie qu'elle appelle *endurciffement du tiffu cellulaire*, & qui fait le fujet du programme qu'elle a propofé pour fa féance du carême 1789 (*).

L'endurciffement du tiffu cellulaire, la convexité de la plante des pieds, la courbure apparente des extrémités, le refferrement des mâchoires, la difficulté d'avaler, font autant de fuites néceffaires de la contraction des mufcles.

Le froid, caufe première de cette contraction, produifant la dureté & l'engorgement exceffifs des tégumens, retarde ou arrête, felon fon degré d'intenfité, la circulation dans le tiffu cellulaire, qui devient compacte & grenu, & donne lieu à l'engorgement des glandes & des vaiffeaux lymphatiques. Les fluides ne fe portant plus qu'avec difficulté vers les extrémités

____

(*) *Voyez* Journal de Médecine, Septembre 1787, pages 421 & fuivantes.

& à la superficie du corps, refluent à l'intérieur, diſtendent & tuméfient néceſſai-
rement les viſcères. De-là l'engorgement
obſervé dans les glandes méſentériques,
le volume du foie, & tous les déſordres
du bas-ventre.

Si les enfans apportoient cette affection
en venant au monde, le nombre des naiſ-
ſances étant à peu près le même en tout
temps, on pourroit obſerver à Paris cet
état dans toutes les ſaiſons de l'année.
Mais cette maladie étant infiniment plus
fréquente en hiver & dans les temps
froids, qu'en été & dans les temps où
les mutations de l'atmoſphère ſont le
moins ſenſibles, on ne doit l'attribuer
qu'au peu de ſoin que l'on prend de ces
malheureuſes créatures dans les premières
heures de leur naiſſance, & à la cou-
pab'e négligence de les laiſſer à l'air
libre, dès l'inſtant qu'ils ſont ſortis du
ſein de leurs mères. L'air, & ſur-tout
l'air froid, les ſaiſiſſant ſubitement, porte
ſa première impreſſion ſur les tégumens

dont l'organe cellulaire (trop peu connu) fait partie & produit enfuite tous les défordres qui rendent cet abandon fi funefte.

Eh, comment l'enfant naiffant, l'enfant ainfi abandonné, qui, prefque toujours eft le fruit d'un phyfique & d'un moral pervertis, qui le plus fouvent eft fans force, fans action mufculaire, & pour ainfi dire fans vie, n'éprouveroit-il pas les plus dangereux effets de l'impreffion fubite de l'air froid ? puifque l'homme fort, l'homme robufte en eft quelquefois lui-même la victime, comme nous l'avons démontré par un grand nombre d'exemples, & comme on peut le voir par les deux *tétanos* rapportés dans le Journal de Médecine, de Mars 1787, page 426 (41).

---

(41) Des deux malades qui en ont été les victimes, l'un périt dans trente heures, pour avoir été braconner dans un temps très - froid, & l'autre dans vingt-quatre heures, pour avoir été à la pêche où il fut également pénétré du froid dans une forte gelée.

Toutes ces observations, & une infinité d'autres, fourniſſent non-ſeulement
la preuve de ce que j'ai avancé ſur les
cauſes de cette cruelle maladie ; mais
encore elles juſtifient les précautions, les
ſoins & ſur tout la néceſſité des remèdes
que j'ai indiqués, & qui auront les mêmes
ſuccès à Paris que dans toutes les
parties du monde.

CHAPITRE IV.

Dangers des ſpiritueux & des ſtimulans,
dans le panſement des bleſſés.

DANS tous les pays du monde il eſt
d'uſage d'appliquer ſur les plaies récentes
des ſpiritueux, des ſtimulans de toute
eſpèce & ſous toutes les formes. Par-
tout le bourgeois, l'artiſan, le labou-
reur, & plus ſouvent l'homme de l'état &
du rang le plus élevé, a ſon topique, ſon
baume par excellence, pour guérir les
plaies & les bleſſures. Au midi, c'eſt

l'*arack* ou le *tafia* , dans lequel on a diffous des gommes ou des réfines ; au nord, c'eft le *mars* ou autre fubftance foluble dans le *ker-vas* ou l'*eau-de-vie.*

En vain le phyficien obfervateur, ami de l'humanité, ne ceffe d'avertir que ces fubftances âcres, de quelque nature qu'elles foient, crifpent l'orifice des vaiffeaux, irritent les fibres divifées , & principalement les houpes nerveufes, d'où naiffent des mouvemens fpafmodiques , de fortes contractions, des convulfions , & même quelquefois le *tétanos* : l'ufage n'en eft pas moins général , & , entre les tropiques , plus que par - tout ailleurs, l'homme de l'art, retenu par un concours de circonftances, ne s'élève que foiblement contre l'empire de l'habitude.

Eu Europe , où nos fibres font moins irritables, les ftimulans & les fpiritueux gonflent les vaiffeaux voifins des plaies, caufent des engorgemens, des embarras dans le tiffu cellulaire, & retardent toujours beaucoup la fuppuration qui , dans toutes les parties du globe, fait feule la cicatrice (*). Mais entre les tropiques, où, dans toutes les combinaifons, le feu domine fur les autres élémens, l'action de ces fubftances eft plus prompte & leurs effets plus terribles.

Le bien eft par-tout fi difficile à opérer, que mes fuccès multipliés n'ont pas toujours fuffi pour garantir des fpiritueux & de leurs funeftes effets les bleffés des habitations mêmes fur lefquelles j'ai été chargé du traitement & de la conduite des malades.

En voici une preuve.

Un Nègre, nommé *Pierrot*, de l'habitation des Gleraux, du quartier Morin, Ifle Saint-Domingue, en ramenant de la petite habitation un cabrouet chargé de vivres, fut bleffé par la roue, à la jambe gauche. Les tégumens & l'aponévrofe du *fafcia-lata* furent déchirés, & formèrent une plaie d'environ fix pouces.

_____

. (*) *Voyez* mes Obfervations fur les maladies des Nègres, page 274 & note 43.

J'avois

J'avois alors fur cette habitation une pharmacie portative. D'après l'opinion reçue, un Chirurgien voifin appliqua fur le champ, à mon infu, fur cette bleffure, un de ces topiques âcres & ftimulans, dans lequel on fit entrer le fel ammoniac, comme préfervatif du *tétanos*. On étoit fi perfuadé de l'efficacité de ce topique, prétendu fouverain, que je n'appris que quelques jours après l'ufage qu'on en avoit fait. Mais, dès ma première vifite, je reconnus les premiers fignes du *tétanos*, & rien ne put arrêter les progrès de ce cruel fymptôme. Ce malheureux périt dans des tourmens affreux, le neuvième jour de fa bleffure.

On verra à l'article des moyens de préferver les bleffés du *tétanos*, que ceux que j'ai employés m'ont fi conftamment réuffi à Saint-Domingue comme ailleurs, que, quoique les Nègres aillent nu-pieds, que leurs travaux pénibles les expofent continuellement aux piquûres & aux blef-fures les plus graves ; celui qui fait le fujet de cette obfervation importante, eft cependant le feul Nègre bleffé que j'aie perdu du *tétanos, fuite de bleffure*, pendant tout le temps que j'ai été chargé des hôpitaux de ces importantes manufactures (42); & qu'il y ait eu conftamment en traitement dans l'hôpital de chaque habitation plufieurs Nègres gravement bleffés. C'eft pourquoi je fuis perfuadé que dans cette occafion ce font les irritans feuls qui ont caufé ce terrible accident. C'eft à cette époque, & fur cette même habitation, que le Nègre *Jean - Baptifte* (*) avoit été guéri depuis peu de temps, d'une *amputation* (43), avec la charpie sèche feulement, fans fpiritueux, fans agaric, fans

____

(42) Dont le nombre a été à Saint-Domingue jufqu à quatorze dans le bas du quartier Morin, & trois à Limonade, avant que ma fanté fe fût dérangée.

(*) Dont il eft parlé pages 246 & 247 de mes Obfervations générales.

(43) Ce Nègre s'étoit coupé lui-même le poignet avec une ferpe pour ne point travailler.

ligature, & fans autre compreſſion que celle d'un bandage convenable.

Lorſqu'il arrive que le Gérant ou l'Economie d'une habitation eſt forcé, pour le maintien de l'autorité, de punir l'eſclave par le fouet, & d'ordonner que ce châtiment aille juſqu'au ſang, il eſt d'uſage dans quelques Colonies d'appliquer ſur les plaies ſanglantes, immédiatement après la punition, un mélange de jus de citron, de ſel marin, & même de piment, afin, dit-on, de prévenir les ſuppurations, la gangrène & autres accidens fâcheux; mais combien de fois ces applications irritantes & exceſſivement douloureuſes, loin de produire ces bons effets, n'ont-elles pas cauſé le *tétanos* que l'on vouloit éviter ! O hommes ! de quelque nation que vous ſoyiez, l'humanité vous invite dans ces circonſtances trop affligeantes pour vos cœurs, à recommander à vos hoſpitalières de n'employer au ſoulagement de ces malheureux que de l'eau tiède, & de les panſer

enfuite avec le fimple cérat de Galien,
fait avec l'huile & la cire.

Eh ! combien de fois n'eft-il pas arrivé
que vos Commandeurs, pouffés, on ne
fait par quel horrible fentiment, ont fait
périr vos efclaves (44) dans les convul-

----

(44) De même que vos bœufs, vos mulets & autres
animaux.

Le defir de ruiner leur maître porte quelquefois ces
malheureux à tenter tous les genres d'atrocités. Afin
décarter les foupçons, leurs femmes & leurs enfans font
leurs premières victimes ; ils pleurent leur perte, & ,
quoiqu'ils aient prefque toujours des complices, fouvent
leurs crimes ne fe découvrent que très-long-temps après.

On a vu de ces forcenés s'affocier avec les Négreffes
hofpitalières pour exécuter plus promptement leurs
projets de deftruction ; & , après avoir, par des moyens
divers, porté la défolation & la mort dans l'attelier &
les troupeaux, finir par leur maître.

Dans quelques Colonies, lorfqu'un Nègre a commis
une mauvaife action, on fe permet de l'envoyer vendre
dans une autre Ifle plutôt que de le livrer à la Juftice.

Je n'ai pu voir, fans frémir, qu'il fe rencontroit des
acquéreurs affez téméraires pour ofer efpérer que la
fageffe & la vigueur de leur difcipline enchaîneroient les
vices de leurs efclaves. La hardieffe imprudente a même
été quelquefois portée jufqu'à acheter des cuifiniers de
Colonies étrangères, & à leur confier enfuite la pré-

fions, en imprégnant l'extrémité de leur fouet de certains fucs de plantes acrimonieufes, qui ne font délétères, comme quelques autres poifons, que lorfqu'ils touchent immédiatement les vaiffeaux ouverts !

Enfin, l'abus des fpiritueux & des irritans a été porté, entre les tropiques, jufqu'à les appliquer fur des brûlures profondes. Un propriétaire ayant été vifiter la fucrerie d'une habitation, eut le malheur de tomber dans une chaudière de firop bouillante, dans laquelle il ne refta pas affez de temps pour y périr.

---

paration des alimens de leurs nouveaux maîtres, faute capitale qui n'a été reconnue qu'après qu'il en a coûté la vie à des objets infiniment chers, infiniment précieux.

Mais fi, d'un côté, le caractère caché du Nègre rend le choix des Commandeurs & des Hofpitalières difficile, heureufement ces Nègres pervers, ces abominables deftructeurs font en petit nombre ; d'un autre côté auffi il y a peu d'habitations où il ne fe trouve plufieurs Nègres fidèles, & capables d'actions généreufes. Il en eft qui aiment véritablement leur maître, & qui portent leur attachement jufqu'à fe donner la mort plutôt que d'en changer.

On manda au plus vîte , pour lui donner du fecours, un Médecin de la ville voifine , qui, dans la vue de prévenir le *tetanos*, faifoit panfer quelques-unes des parties brûlées avec l'efprit de vin (45). Les cris de ce malheureux, pendant les panfemers , fe faifoient entendre jufques fur les habitations voifines, La mort mit fin aux tourmens affreux qu'il fouffrit pendant le peu de jours qu'il vécut dans ce cruel état.

---

(45) Il faut au contraire fe fervir, dans ce cas, des adouciffans, tels que la cire & l'huile; imiter le *Chamofeur*, & non pas le *Tanneur.*

Le premier, par le moyen des huileux & autres adouciffans, rend la peau fouple, flexible & extenfible ; tandis que le fecond l'épaiffit & la durcit par les aftringens & les irritans, au point de la rendre propre à faire des femelles de fouliers.

On peut voir le réfultat de ce qu'une longue expérience & une grande application m'ont appris touchant nos prétendus vulnéraires, déterfifs, mondificatifs, incarnatifs, cicatrifans, &c. page 166 de mes Obfervations générales. Ces objets faifant partie de la chirurgie des Colonies, je me propofe de les traiter un jour avec détail, fi ma fanté, mon temps & les circonftances me le permettent.

Ce font des impérities de cette publicité & de cette importance, qui, depuis
long-temps, me font defirer vivement
que l'homme de l'art, deftiné pour les Colonies, foit également inftruit de la Médecine-Pratique, de la Chirurgie proprement
dite, de la Botanique & de la Chymie,
parce que, je le répète, il eft impoffible de
réunir dans ces poffeffions éloignées, des
fujets capables dans chacune des parties
qui conftituent l'art de guérir. En un
mot, il eft à défirer, pour le bonheur
de ces contrées, que le plan d'inftruction
du célèbre M. *de Larnage*, fur cette partie, foit mis à exécution. Ce grand Adminiftrateur regardoit avec raifon l'exercice féparé des différentes branches de la
Médecine dans les Colonies, comme
une des caufes principales de leur dépopulation (*).

Je pourrois rapporter ici beaucoup

(*) *Voyez* mes Obfervations générales pages 151 &
fuivantes.

P 4

d'autres exemples de *tétanos , mal de mâchoire*, survenu dans nos différentes Colonies, tant après des blessures graves, qu'après des opérations de Chirurgie, parce que, dans des changemens atmosphériques, les sujets blessés ou opérés ont été frappés d'humidité, ou pansés avec des spiritueux ; mais ceux que j'ai cités me paroissent d'autant plus suffisans, qu'en Europe même, où, par plus d'égalité dans la température, on a beaucoup moins à souffrir de ces variations & de ces vicissitudes, ce cruel accident y survient quelquefois par la même cause.

Au mois de Janvier 1770, M. *de l'Etenduaire*, Garde de la Marine, étant à son département, fut blessé d'un coup d'épée à la partie moyenne de la cuisse ; les tuniques de l'artère crurale ayant été lésées , il s'y fit anevrisme. Le seul parti à prendre dans ce cas étoit de faire l'amputation, ou de tenter la ligature de ce vaisseau considérable ; ce dernier fut suivi comme le plus sage.

Deux Chirurgiens du premier ordre exécutèrent cette opération avec la plus grande dextérité. Peu à peu les artères collatérales fe dilatèrent affez pour recevoir le fang qui paffoit dans ce grand vaiffeau, & vivifioit cette extrémité. De jeunes Chirurgiens intelligens veilloient jour & nuit le malade, en fe relevant alternativement. La fuppuration s'établit, les extrémités de l'artère fe confolidèrent, les ligatures tombèrent fans accident; enfin, la plaie fe remplit & fe cicatrifoit *à vue d'œil*, lorfque, dans un beau jour de Février, environ un mois après l'opération, & le malade étant parfaitement bien, on crut, à une heure un peu avancée du matin, pouvoir fans danger renouveler l'air de fon appartement, pendant qu'il fe faifoit peigner, affis fur une chaife longue. On ouvrit à cet effet les croifées; mais le lendemain il fe plaignit d'une difficulté d'avaler & d'ouvrir les mâchoires; cette difficulté augmenta, & il mourut la nuit suivante.

Cette observation celles, que j'ai rapportées, & une infinité d'autres que je pourrois citer, prouvent que le *tétanos accidentel*, *suite de blessure*, survient dans tous les lieux du monde; qu'il n'est plus rare en Europe, que parce que la température y est plus égale; qu'il n'est fréquent au contraire, dans la majeure partie de l'Asie, de l'Afrique, & principalement dans tout l'archipel de l'Amérique, qu'à cause des vicissitudes extrêmes & promptement successives auxquelles l'atmosphère est sujette dans ces différentes régions. Cette maladie dépend aussi, comme nous l'avons déja observé, des dispositions particulières qui se trouvent dans certains sujets, de la manière de panser les plaies, de diriger & conduire les malades.

CHAPITRE V.

Moyens de prévenir le Tétanos essentiel.

Nous avons démontré dans nos Ouvrages, que la médecine préservative étant la plus utile & la plus certaine, doit être la première, sur-tout en Afrique & dans les deux Indes. Je me suis également appliqué dans celui-ci à approfondir les causes de cette cruelle maladie. Puisse mon travail écarter ses ravages, & tarir les larmes amères que ce fléau destructeur fait répandre dans ces vastes régions!

On prévient le *tétanos essentiel*, lorsqu'étant en sueur, on évite de s'arrêter dans des lieux bas, trop frais ou trop humides; en soutenant dans cette circonstance son estomac par des boissons corroborantes & fortifiantes, sur - tout dans les marches, les travaux forcés & les mauvais temps (*).

____

(*) On peut voir ce que nous avons conseillé pages 271 & suivantes de nos Observations sur les maladies

S'il eſt inconteſtable que l'abus des liqueurs ſpiritueuſes , priſes intérieurement , cauſe quelquefois des convulſions,
des expériences nombreuſes démontrent
auſſi que , dans les climats chauds , l'uſage
de ces mêmes liqueurs étendues dans
ſuffiſante quantité d'eau , édulcorées &
aromatiſées (*) , prévient la répercuſſion
funeſte de la tranſpiration , qui cauſe le
tétanos eſſentiel.

C'eſt pour éviter cette maladie & une
infinité d'autres , qu'en parlant des hôpitaux (**) des Nègres , je conſeille d'empêcher que les malades ne couchent ſur des
nattes étendues par terre ; que j'ai recommandé de leur fournir des cadres à
pieds , garnis de cordages , propres à
recevoir des matelas de coton , & au

---

des Nègres, pour empêcher la dépopulation des Colonies ſur-tout parmi les Soldats, les Matelots & les
Eſclaves.

(*) De la manière que je l'ai preſcrit pour en former une eſpèce de punch, page 271 des maladies des
Nègres.

(**) *Ibid.* 104 & 105.

défaut de matelas, de leur donner au moins des paillasses bien entretenues, des chemises, de gros draps & des couvertures.

C'est aussi dans la vue de mettre les Esclaves à l'abri des effets dangereux des répercussions, que j'ai conseillé (*) de fournir à chaque Nègre une couverture de laine, une veste de gros drap, deux gros bonnets & quatre rechanges de toile. Je renouvelle aujourd'hui les mêmes conseils & les mêmes instances en faveur de ces infortunés. J'atteste ici que partout où l'habitant, pénétré de ces vérités importantes, s'est occupé d'adoucir la rigueur du sort de ses Esclaves, en leur fournissant ces objets indispensables, il a prévenu non.-seulement le *tétanos essentiel*, mais encore une infinité d'autres maladies dépendantes de ces répercussions funestes, & de l'acrimonie des humeurs (46).

***

(*) *Ibid.* 267.

(46) Cela est si vrai, que le nombre des malades sur chaque habitation & la mortalité de Nègres sont

J'ai frémi en voyant le Gouverneur-Général d'une Colonie, exiger que ses Soldats casernés couchassent habituellement dans des hamacs, sans draps ni couvertures. Plus, je le répète, la chaleur du jour a été excessive, plus les corps qui en ont subi l'action doivent se garantir de la fraîcheur des nuits, non-seulement dans les climats chauds, mais encore dans toutes les régions du monde, parce que le sommeil engourdit les vaisseaux & les nerfs, & leur ôte la faculté de résister aux effets de l'altération & de l'humidité de l'air, dont l'absorption est d'autant plus prompte, que les pores sont alors plus ouverts. Le Soldat ne pouvoit éviter ce funeste inconvénient qu'en couchant tout habillé ; mais il s'exposoit par-là à une infinité d'autres maladies

---

toujours proportionnés à la manière dont ils sont nourris, logés, couverts & disciplinés ; ce qui dépend aussi de l'espèce de travail auquel ils sont employés, du plus ou moins de repos qu'on leur laisse prendre, enfin de l'usage modéré ou excessif de leurs plaisirs.

dépendantes de la mal-propreté, & fur-
tout de la gêne de la circulation, qui,
dans cette circonftance, fe trouvoit augmentée par la pofition courbée qu'on eft
obligé de tenir dans le hamac.

Si, pour favorifer le cours des liquides,
la diftribution des efprits & leur action
réciproque fur les folides, il eft avantageux dans tous les pays du monde de
coucher fur un plan horizontal, cette
précaution devient d'une néceffité indifpenfable entre les tropiques, pour diminuer les effets de la révolution phyfique & morale que fubit l'Européen
tranfplanté fur un horizon enflammé.

La connoiffance des effets des différentes températures de l'air, cette partie
importante de la phyfique médicale, eft
effentielle aux Adminiftrateurs-Généraux
des Colonies, pour faire ceffer la dé-
vaftation & les défaftres qui fe renou-
vellent fi fréquemment, & depuis fi long-
temps dans ces contrées, & pour éviter
le fort de cet Adminiftrateur qui, après

avoir perdu dans un an la moitié de ſes Soldats, fut lui - même victime de ſes erreurs & de ſes ſyſtêmes.

En Europe, les changemens dans l'at-moſphère, ceux ſur-tout qu'on y éprouve au renouvellement des ſaiſons, quoique moins ſenſibles que dans la zone torride, ne laiſſent pas que d'occaſionner des rhumes, des catharres, des fluxions de poitrine, & une infinité d'autres mala-dies dont l'eſpèce, la gravité & l'intenſité dépendent autant de la précipitation ou de la lenteur avec laquelle ſe fait ce changement atmoſphérique, que de l'état des humeurs de ceux qui en ſubiſſent l'action.

On fait peu d'attention aux variations de l'atmoſphère dans les villes & dans les bourgs, parce qu'en général les hommes en état d'obſerver, ſont par - tout très-rares. Cependant elles ſont la ſource d'un grand nombre d'incommodités & de ma-ladies, qu'on attribue ordinairement à de tout autres cauſes.

Ma

Mais le Médecin des troupes, qui fuit le Soldat dans les camps, pendant fes travaux à la guerre, dans ces fituations pénibles où l'homme de courage eft plus occupé de fes devoirs que de fa fanté, en un mot dans toutes fes pofitions phyfiques & morales, voit fouvent, quoique dans la zone tempérée, le quart, quelquefois le tiers, & même la moitié d'une armée attaquée de rhumes, de diarrhées ou de fièvres éphémères, qui fe guériffent avec beaucoup de facilité, dès que les nuages fe dégagent de leur humidité, & que les vents du midi, en dilatant tous les corps, permettent à l'humeur perfpiratoire de fe reporter à la peau (47).

____

(47) Après la mort du Général de la vafte Colonie dont je viens de parler, les maladies & la mortalité diminuèrent confidérablement parmi les troupes, par la feule fourniture de lits de fangles & de draps. On en auroit fauvé un plus grand nombre, fi on y eût ajouté des couvertures. Il feroit à defirer qu'en Europe on s'occupât efficacement des moyens de conferver le Soldat & le Matelot dans les Colonies.

Dans la zone torride, le Soldat, le Matelot & le Nègre ont infiniment plus à fouffrir de ces viciffitudes, lorfqu'ils font privés des objets qui pourroient les en garantir (48). Auffi les hommes de ces trois claffes, qui font d'un tempérament foible, éprouvent-ils prefque continuellement des diarrhées, des dyffenteries opiniâtres, compliquées de putridité ; tandis que les autres, d'une conftitution plus forte, font affectés de fièvres plus ou moins ardentes, d'affections rhumatifmales, aiguës ou chroniques, de fpafmes, de convulfions ; enfin de la férie des maux que nous avons indiqués dans nos Obfervations fur les Maladies des Nègres (*), fuivant leurs différens tem-

____

(48) A la Caroline méridionale, Meffieurs *Linnings* & *Lionel Charmer* ont remarqué que le poids d'un homme qui paffe d'une atmofphère sèche dans un air humide, augmente d'une livre ; & que le même homme rentrant dans la première température, y perd encore plus vîte cette augmentation, tant l'abforption & l'émanation font rapides.

(*) Pages 116 & 117.

péramens, & que leurs fibres font plus
ou moins contractiles ; en un mot, fuivant que les parties fur lefquelles fe fixe
l'humeur, font plus ou moins effentielles
à la vie.

CHAPITRE VI.

Moyens de prévenir le Tétanos accidentel.

Le premier, le plus utile des fecours
qu'on doit porter aux plaies & aux bleffures, de quelque efpèce qu'elles foient,
eft fans contredit de les préferver du
contact de l'air (49), fur-tout fi elles in-

(49) Hippocrate a confidéré l'air comme le diftributeur
du fentiment & du mouvement, le maître de la fanté
& de la mort. Il eft au moins certain que ce fluide influe
confidérablement fur nos tempéramens & nos conftitutions. En effet, ils font foibles ou robuftes en proportion de la falubrité ou de l'infalubrité des lieux que nous
habitons. On peut voir dans l'introduction de nos Obfervations fur les maladies des Nègres, le détail des caufes
& des effets de l'air falubre & de l'air infalubre.

Il eft par-tout des fignes caractériftiques des bonnes

téreſſent les nerfs, les tendons ou les aponévroſes. A cet effet, dès l'inſtant d'une bleſſure, il faut s'empreſſer de la couvrir d'un linge double, fermer en même temps les portes & les fenêtres de l'appartement, & pendant tous les panſemens avoir un réchaud près de la partie bleſſée. Enſuite on en fait l'examen avec une bougie allumée, & toute la célérité poſſible. On recouvre de nouveau la plaie pendant que l'on prépare l'appareil. Cet appareil & les opérations, s'il y en a qu'on ne puiſſe éviter, doivent être faits avec la même célérité.

L'on ne doit ſur-tout jamais perdre de vue ce que j'ai preſcrit, dans mes Obſervations générales (*), où j'ai cité trois

---

ou mauvaiſes qualités de l'air. Ici les hommes ſont ſujets à de fréquentes maladies; là au contraire ils en ſont pour ainſi dire exempts; ailleurs c'eſt la difficulté de guérir les ulcères.

Il y a des pays, & ſur-tout des hôpitaux ſi mal ſains, qu'on n'y guérit preſque point d'ulcères & particulièrement d'ulcères aux jambes. *Voyez* page 52 de mes Obſervations générales.

(*) Page 246 & ſuivantes.

exemples de guérifon, à Saint-Domingue, en 1777, des bleffures les plus graves
qu'on puiffe avoir à traiter, celles où les
os, les nerfs & les tendons font écrafés
par les rouleaux d'un moulin. On a vu
que dans ces circonftances j'ai évité les
opérations de chirurgie, ce qui prouve
évidemment combien font rares les cas
où l'on eft indifpenfablement obligé de
fe fervir du biftouri (50).

Mais en renouvelant ici cet avertiffement, je n'entends point effrayer l'homme
de l'art, il s'en faut de beaucoup. Après
avoir pratiqué dans toute la zone torride
les opérations de chirurgie avec le plus
grand fuccès, je ferois en contradiction
avec moi-même, & fur-tout avec ce que
j'ai dit dans la dernière partie de mes.

______

(50) Non-feulement en Afie, en Afrique & en Amérique, mais encore en Europe, comme M. *Bilguer*,
Chirurgien Général des armées du Roi de Pruffe, l'a
démontré dans fa Differtation fur l'inutilité de l'amputation des membres. Cette Differtation, traduite &
augmentée par le célèbre M. *Tiffot*, devroit être entre
les mains de tous les gens de l'art dans les Colonies.

Observations fur les Maladies des Nègres.
Souvent dans les hémorrhagies, je ne
me fers que de l'agaric aidé d'une douce
compreffion; &, je le répète, je ne me
décide au retranchement d'un membre,
que lorfqu'il ne refte aucun moyen de le
conferver.

J'invite à ne pas confidérer les moyens
que je propofe comme fuperflus, & fur-
tout à ne pas les rejetter comme minu-
tieux. Le *tétanos* eft fi fouvent funefte,
qu'on ne doit rien négliger pour en prévenir l'invafion.

Après avoir nettoyé la plaie avec de
l'eau tiède, je fais toujours les premiers
panfemens avec la charpie sèche; j'applique par-deffus un emplâtre (51) affez

----

(51) Les emplaftiques, excepté ceux dans lefquels
entre le mercure ou les cantharides, ne font qu'empêcher le contact de l'air, à peu près comme feroit
une toile cirée; mais dans cette circonftance, cet avantage eft confidérable. Les emplaftiques reçoivent les
fucs des vaiffeaux divifés; ils les réfléchiffent vers la plaie
qu'ils humectent fans ceffe; ces fucs réunis forment ce qu'on
appelle le pus, qui, comme nous l'avons dit plus haut,

grand pour la couvrir commodément. Je mets enfuite une compreffe double, plus grande que l'emplâtre, & imbibée dans une infufion tiède de fleurs de fureau & de guimauve, afin de diminuer l'irritation de la plaie & des parties voifines : enfin, j'affujettis le tout avec un bandage convenable.

Dans les bleffures aux bras & aux jambes, qui font les plus fréquentes, les malades doivent être couchés fur un plan horizontal (comme dans celles du corps & de la tête), de manière pourtant que la partie inférieure de l'extrémité bleffée foit un peu plus élevée que la fupérieure, afin de faciliter le retour du fang & des efprits.

Si le fujet eft d'un tempérament fanguin, je fais faire une ou plufieurs faignées ; & avec l'infufion anodine ci-

---

fait feul la cicatrice. C'eft pourquoi je ne permets prefque jamais qu'on effuie les bourgeons qui s'élèvent des plaies, fi ce n'eft avec la plus grande circonfpection. *Voyez* pages 209 & fuivantes des maladies des Nègres.

deſſus, on arroſe, on humecte l'appareil deux ou trois fois le jour, quelquefois même davantage ſelon la nature des parties léſées, le degré d'irritation & l'intenſité des douleurs.

A moins qu'il ne ſurvienne hémorrhagie, je ne fais jamais lever l'appareil que quarante-huit heures après, avec l'attention d'ôter très-doucement la charpie, & de laiſſer celle qui tient à la plaie, juſqu'à ce qu'humectée par la ſuppuration, elle ſe détache facilement & tombe dans l'appareil lors des panſemens ſuivans.

Je viens d'obſerver qu'il ne faut jamais ôter entièrement le pus de deſſus les plaies en les eſſuyant, parce que cette méthode, qui peut cauſer des accidens, retarde toujours la guériſon.

Si la plaie eſt accompagnée de contuſions, que les liqueurs ſe ſoient extravaſées dans les parties voiſines, le meilleur, le plus puiſſant réſolutif, eſt l'eau chargée de ſel marin. Il faut en imbiber des compreſſes que l'on appliquera &

renouvellera autant de fois qu'il fera néceſſaire, avec la précaution de ne point
déranger l'emplâtre.

On pourra même ſe ſervir d'eau-de-
vie, de tafia ou d'arack, en s'abſtenant
abſolument d'en mettre ſur la plaie, &
en ſe conformant exactement à ce que
j'ai recommandé dans mes Obſervations
ſur les Maladies des Nègres (page 274).

Après avoir levé le premier appareil,
& juſqu'à ce que la ſuppuration ſoit bien
établie, on panſe la bleſſure avec des
plumaceaux garnis d'un digeſtif, fait avec
le jaune d'œuf & l'huile de lis, à laquelle
on ſupplée par toute autre huile douce.

Avec ces précautions, on peut, ſans
courir aucun riſque, ajouter dans la ſuite
à ce digeſtif la térébenthine, & même,
ſuivant les circonſtances, l'animer avec
la teinture de myrrhe ou d'aloès : enfin,
lorſque les chairs s'élèvent trop, on peut
ſans crainte les réprimer avec l'alun cal-
ciné, le précipité rouge, ou même la
pierre infernale, pour faire une bonne

cicatrice, avec l'attention toutefois de ne jamais employer ces remèdes actifs, à moins que la néceffité n'en foit démontrée.

Lorfque la fuppuration devient très-abondante, on fait à l'emplâtre avec la pointe des cifeaux, en écartant feulement les fils de la toile, de petites ouvertures de diftance en diftance, au travers defquelles le pus paffe à mefure qu'il devient furabondant ; on met enfuite par deffus une feconde compreffe d'un linge mollet pour en faire l'abforption.

Par cette pratique fage & fondée fur l'expérience, on peut être jufqu'à trois jours fans ôter la charpie, & l'on évite que le pus ne foit reporté par les pores abforbans dans le torrent de la circulation, où il pourroit caufer les accidens les plus graves.

Il faut en même temps veiller exactement à tout ce qui fe paffe dans le moral comme dans le phyfique ; le premier de ces devoirs eft fouvent le plus difficile à remplir. Les différens genres de vie que l'on mène, par-tout fi diversifiés, le font bien davantage dans les Colonies. La manière de vivre influe à tel point fur les divers tempéramens, que l'on peut regarder, fur-tout entre les tropiques, la médecine comme individuelle : auffi les Médecins qui ont avancé que les maladies font fimples fous la zone torride, ne peuvent être confidérés que comme des voyageurs qui n'ont point eu occafion de pratiquer. Les humeurs tiennent inconteftablement à la conduite, au régime de vie & à toutes les circonftances dont nous avons parlé dans nos Ouvrages (*). Quelques exemples rendront cette vérité plus fenfible.

Tel homme bleffé eft d'un tempérament fanguin & très-pléthorique ; fa nourriture a été fucculente & abondante. La rigidité de fes fibres oblige, dans cette circonftance, de recourir aux moyens défignés dans mes Obfervations générales,

____

(*) Et notamment pages 4 & fuivantes des maladies des Nègres.

fous la dénomination de *Remedia fif-
tentia*. En conféquence, fa boiffon fera
préparée avec les acides végétaux, ou
les femences de melons, de courges, de
citrouilles ; on emploiera même, fuivant
les circonftances, les adouciffans tirés
des graminées (*).

Celui au contraire qui a été mal nourri,
loin d'être pléthorique, a fes humeurs ten-
dantes à l'appauvriffement & à la bouffiffure. Pour obtenir chez l'un comme
chez l'autre une bonne fuppuration, il eft
quelquefois néceffaire d'ajouter aux boiffons calmantes & tempérantes du premier, une ou plufieurs faignées, tandis
qu'il faut donner au fecond quelques
alimens légers, & quelquefois même foutenir la débilité de fon eftomac avec un
peu de bon vin.

Il en eft qui fe font épuifés & qui
ont également befoin d'être foutenus par

(*) *Voyez* pages 213 & fuivantes de mes Obfervations générales.

des alimens légers, tirés du règne végétal, & en quantité proportionnée à leurs forces, & à l'inaction à laquelle ils vont être obligés de fe foumettre.

D'autres ont le fang infecté, & le plus fouvent du vice vénérien (52). Dès que

_____

(52) Ce vice eft très-commun dans toute l'Amérique. J'ai vu à Saint-Dominge, fur l'habitation Chaftenoy, un Nègre travaillant à la briqueterie, fe caffer un bras en levant, en préfence de M. *Botex*, l'un des Adminiftrateurs, un moule qui ne pefoit que de trois à quatre livres.

Dans le même temps, fur l'habitation du Plaa, un Nègre cocher, nommé *Bouqui*, d'une complexion foible, fe fractura également le bras, en foutenant le poids de fon corps pour defcendre d'une croifée très-baffe d'un rez-de-chauffée à terre.

Ces deux Nègres n'avoient aucun fymprôme vénérien apparent, mais ayant eu précédemment plufieurs affections vénériennes, on leur adminiftra à chacun vingt frictions mercurielles d'un demi-gros chacune; ils prirent auffi chaque jour deux grains de panacée mercurielle, ce qui fut fuffifant pour détruire le vice vénérien ; je remédiai en même temps au relâchement des folides avec une falade de creffon à midi, & un gobelet de bon vin à chaque repas. Un mois & demi fuffit pour leur traitement & leur entière guérifon. Ces deux fractures faites par la feule action mufculaire, n'étant point compliquées de plaies, ces Nègres ne furent point couchés

les premiers fymptômes du virus fe manifeftent, il faut leur faire prendre chaque jour deux grains de panacée mercurielle, en prefcrivant également le régime
qui convient à leurs tempéramens.

C'eft d'après les nuances fi diverfifiées
des tempéramens & des humeurs, que,
pour être véritablement utile aux jeunes
Médecins entre les tropiques, j'ai réuni
en un volume, fous le titre d'Obfervations générales, les principes de médecine
applicables à ces climats.

La tenfion des fibres & leur extrême
fenfibilité exigent chez quelques fujets,
tant pour réprimer les mouvemens dé-
fordonnés des nerfs, que pour favorifer
le travail de la fuppuration, qu'on ait recours aux narcotiques. Six, huit, dix
gouttes de laudanum liquide, ou un demi
grain & même un grain d'opium, bien
préparé, calment fans affoiblir, procurent
un fommeil d'autant plus falutaire, qu'en

dans des chambres particulières, quoiqu'il y en eût fur
l'une & fur l'autre habitation.

agiffant fur l'efprit vital, il diffipe les mouvemens fpafmodiques & les irritations, qui, dans ces climats plus que par-tout ailleurs, fe manifeftent prefque toujours dans les premiers inftans qui fuivent les grandes bleffures, fur - tout chez les fujets ardens & irritables.

On n'a point à craindre dans cette circonftance, comme dans le commencement des maladies aiguës, que ces remèdes fixent l'humeur morbifique ; cependant ils pourroient nuire aux fujets d'un tempérament froid, chez lefquels le mouvement des liqueurs eft trop ralenti ; en un mot, quoique ces remèdes foient généralement utiles, ils ne peuvent être employés indifféremment, & il faut convenir que dans ces occafions diverfes (qu'il importe de bien diftinguer), on ne peut obtenir de fuccès qu'en variant les fecours, & en fe conduifant dans leur application, conféquemment aux vrais principes.

L'air de l'appartement doit être, le plus

qu'il est possible, tenu au même degré de température ; à cet effet, dans les temps de pluies & aux heures où il fait froid, on y entretiendra du feu, que l'homme de l'art chargé du traitement & de la conduite des malades, dirigera de manière à ce que le thermomètre soit toujours au terme moyen de la chaleur du lieu où l'on se trouve. Dans la majeure partie de l'Isle Saint-Domingue & de toutes les Antilles, ce terme doit être de vingt à vingt-un & vingt-deux degrés. La même proportion sera très-aisée à établir aux Isles de France & de Bourbon, ainsi que dans tous les autres établissemens Européens, tant à la côte de Coromandel, qu'à celle de Malabar, au Bengale, à l'Isle de Madagascar, & dans quelque partie du monde que ce soit.

Dans toutes les blessures graves, dès que le thermomètre aura monté d'un ou deux degrés, ce qui arrive ordinairement sur les neuf ou dix heures du matin pendant les grandes chaleurs, on en modérera

modérera les effets, en mettant auprès du lit
du malade quelques feaux d'eau fortant
du puits, que l'on aura foin de changer
de trois en trois heures, & que l'on
ôtera lorfque la grande chaleur du jour
fera tombée (53).

Pour entretenir le même degré de
température, & garantir les grandes bleffures des changemens atmofphériques,
il eft de la plus grande importance de
faire bâtir dans chaque hôpital, tant du
Roi que des particuliers, une falle en
maçonnerie, conftruite de manière qu'il
n'y ait ni portes ni fenêtres du côté des
brifes régnantes. Ainfi, par exemple, au
Cap françois, Ifle Saint-Domingue, la
brife du large, venant du côté du nord,
& celle de terre du côté du fud, les
ouvertures indifpenfables feront pra-

---

(53) Ce dernier moyen fera également utile dans le
traitement de toutes les maladies inflammatoires, de celles,
fur-tout, que les Européens éprouvent à leur arrivée
dans ces contrées brûlantes, & que j'ai indiquées pages
171 & 172 de mes Obfervations générales, & pages
189 & 190 des maladies des Nègres.

R

tiquées à l'eft & à l'oueft, afin de renouveler l'air autant de fois qu'il fera néceffaire, fans nuire aux bleffés (54).

Cette attention de ne jamais placer du côté des brifes régnantes les ouvertures de cette falle particulière, doit avoir lieu dans tout établiffement fitué entre les tropiques, foit *continental*, foit Ifle ou prefqu'Ifle. Par exemple, au port de Cayenne, à la côte de l'Ifle & à celle de la Guyanne, jufques par-delà la rivière de Kourou, les brifes venant du côté de la mer, les portes & les fenêtres doivent être placées du côté oppofé, afin d'éviter les dangereux effets du fort contact de l'air. Il eft des cas, à la vérité, où les malades privés du rafraîchiffement de la brife régnante, courroient des rifques d'un autre genre; mais alors il eft naturel de parer à cet inconvénient. M. *de*

---

(54) Cette falle ainfi conftruite eft également indifpenfable pour préferver les femmes en couches, d'accidens, & les nouveau-nés, du *tétanos*, mal de mâchoire.

Chanvallon, de l'embarquement duquel j'ai déja parlé, nous fournit un exemple de cette exception.

Cet Administrateur, attaqué depuis long temps d'obstructions, à la suite de plusieurs maladies aiguës, fut arrêté à la nouvelle Colonie de la Guyanne, le 25 Décembre 1764, & conduit trois jours après à l'Isle de Cayenne, où il fut renfermé dans une chambre dont les fenêtres du côté de la mer furent fermées; on ne laissa qu'une seule croisée ouverte du côté opposé, ce qui le privoit entièrement de la brise régnante & du renouvellement de l'air : ce ne fut qu'à la fin d'Avril, 4 mois après, que je fus mandé pour constater son état. Je démontrai l'impossibilité de la guérison de cet Administrateur, s'il n'obtenoit la permission de faire ouvrir une des croisées de son appartement du côté de la mer, avec la liberté de se promener dans son jardin & sur la place publique ; ce dernier article lui fut accordé, mais l'ouverture de la croisée fut refufée. Sans cette confultation , à laquelle fe réunirent tous les Chirurgiens de la ville, ce malade feroit infaillible-ment tombé dans le trifte état des fcorbutiques , dont j'ai fait le tableau dans mes Obfervations fur les maladies des Nègres (*), & auroit péri dans cette Colonie (55).

L'appartement que je propofe aura au moins une croifée de plus que n'avoit celui de M. *de Chanvallon*. Il eft

---

(*) Pages 94 & fuivantes.

(55) Qui croiroit qu'un acte qui a fauvé tant de regrets aux accufateurs & aux accufés; qu'un acte aufli honorable, j'ofe le dire, pour le cœur que pour le favoir du Médecin, m'ait cependant fufcité des ennemis, qui, après m'avoir fait perdre mon état à l'Ifle de France, n'ont pas laiffé que de me nuire dans les autres Colonies, quoique je n'aie pas été depuis le Médecin de M. *de Chanvallon*, & que je n'aie même eu aucun rapport avec lui? Cet Ouvrage étant fait principalement pour les jeunes Médecins qui peuvent fe trouver en pareil cas, je fais ici l'aveu que ce que j'ai fouffert ne peut être mis en parallèle avec les jouiffances que la vérité & le fuccès de ma confultation me font journellement éprouver.

d'ailleurs très-rare que les bleſſures les plus conſidérables, telles que les fractures compliquées de plaies & les amputations, ſoient plus de deux mois à guérir, lorſqu'elles ſont biens conduites, & cet Adminiſtrateur en demeura cinq dans cet appartement.

Enfin, pour diſſiper toute crainte à cet égard, nous rappellerons ici l'uſage où l'on a été long-temps entre les tropiques de tenir renfermés dans une ſalle particulière les malades vénériens pendant tout le temps de leur traitement. L'ignorance avoit été portée à l'Iſle de France, juſqu'à faire maçonner les croiſées, & juſqu'à entretenir jour & nuit un grand feu au milieu de cette ſalle. On ne pénétroit même dans ce cachot, ou plutôt dans cette fournaiſe, que par une double porte, tant on craignoit le renouvellement de l'air.

A mon arrivée dans cet aſyle des malades, lors de la priſe de poſſeſſion de cette Colonie pour le compte du Roi,

je fis ôter la maçonnerie des croisées,
aussi contraire aux malades, qu'injurieuse
à la mémoire du célèbre *La Bourdonnais*
qui les avoit fait pratiquer. Je fis détruire
aussi l'espèce de plate forme construite
au milieu de cette salle, sur laquelle on
entretenoit un feu continuel ; & j'eus le
bonheur de guérir tous les malades renfermés dans cet affreux séjour (*).

Avant cette époque, on tenoit également renfermés dans ces climats, & particulièrement aux Antilles, les malades
attaqués de petites-véroles. Dans plusieurs
Colonies on les forçoit même à prendre
les tisanes faites avec le gayac, le sassa-
fras, la salsepareille, & autres sudori-
fiques ; aussi, victimes de l'erreur de ces
temps, ceux qui étoient attaqués de ces
deux genres de maladie périssoient - ils
presque tous. Heureusement l'expérience
& la physique ont commencé à éclairer
la Médecine des Colonies.

____

(*) *Voyez* pages 152 & suivantes des maladies des
Nègres.

A près la léfion des principaux vifcères, des tendons, des aponévrofes, même des amputations, les bleffures à la fuite defquelles on a le plus à craindre le *tétanos*, entre les tropiques, font les piquûres de clous & fur-tout de clous rouillés.

Les pieds font de toutes les parties du corps celles qui font le plus expofées à ce dangereux accident (*). Mais fi, immédiatement après la bleffure, on a la précaution de faire coucher le malade, & d'appliquer le plus promptement poffible fur la plaie un ou deux ravets (56)

(*) Particulièrement chez les Nègres qui vont nu-pieds.

(56) Efpèce de fcarabée affez femblable au hanneton dépouillé des étuis qui recouvrent fes ailes, mais un peu plus plat & plus mou.

Les ravets font très-multipliés en Afie, en Afrique & en Amérique, car les kakerlaques des Colonies orientales font des efpèces de ravets auffi puans, & qui ont les mêmes propriétés que les ravets des Antilles.

Dans les mers d'Afie, les cargaifons des vaiffeaux font tellement incommodées des ravets, qu'on impofe quelquefois les Mouffes jufqu'à cinquante de ces infectes par jour. Le ravet ronge & détruit tout comme les rats.

écrafés, ou deux plumaceaux imbibés de l'huile de cet infecte ; de placer l'extrémité bleffée de la manière que je l'ai indiqué (57). afin de garantir le malade de toute efpèce d'humidité, on parviendra à éviter le *tétanos*.

Sur toutes les habitations dont le traitement des malades m'a été confié, & où l'on a voulu obferver la conduite que je preferis, je n'ai jamais vu le *tétanos* furvenir ; tandis que j'ai été fouvent appelé en confultation pour remédier à ce terrible accident, arrivé chez les uns pour avoir eu l'imprudence de marcher ou de tra-

---

Il lève même l'épiderme des doigts des pieds & des mains de ceux qui s'endorment à découvert.

Le ravet étant ennemi des bonnes odeurs, on évite cet inconvénient en faifant conftruire fon lit en bois de fenteur.

Mais on tire de cet infecte deftructeur une huile très-épaiffe & très-bonne dans les panfemens de toute efpèce de plaies & de bleffures, & fur-tout des piquûres.

(57) Il eft également effentiel dans toutes fortes de plaies & de bleffures, fur-tout pendant les quinze premiers jours, de tenir l'extrémité bleffée un peu fléchie, afin que les mufcles foient dans l'état de relâchement.

vailler après des piquûres ; & chez les autres , pour avoir négligé de tenir les bleſſures couvertes , ou s'être expoſés à l'humidité.

Mais ſans nous tranſporter entre les tropiques , nous avons en Europe des obſervations qui prouvent que dans quelque partie du monde que ce ſoit , ces moyens peuvent être de la plus grande utilité. Entre ces obſervations , une des plus frappantes eſt celle qui ſe trouve dans l'extrait du *prima menſis* de la Faculté de Médecine de Paris , inféré dans le Journal de Médecine de Juillet 1782.

M. *Desbois* de Rochefort , Médecin de la Charité & du Collège de Ste. Barbe , à Paris , rapporte qu'un Etudiant en philoſophie fut pris , le 10 Mai , d'un *tétanos* violent , dont la ſaignée & les antiſpaſmodiques ne purent arrêter le funeſte effet.

Après avoir rapporté quelques détails ſur les ſymptômes qu'éprouva cet Etudiant , & quelques obſervations ſur l'état des principaux viscères après sa mort, M. *Desbois* ajoute : « Tout ce qu'on » a pu savoir, c'est que ce jeune homme » étoit vif & sujet à des mouvemens » spasmodiques très-rapides ; qu'il avoit » été sujet autrefois à la masturbation, » & que, quelques jours avant de tom-» ber malade, il s'étoit blessé à la plante » du pied avec un clou ».

M. *Desbois* hésite de rapporter à la piquûre l'irritation nerveuse, le *tétanos* & la mort de son malade. C'est ce qui m'a déterminé à prendre les informations, & à faire les vérifications les plus exactes sur toutes les circonstances de la maladie & de la mort de ce jeune homme.

J'ai appris que M. *le Sourd* (*), étudiant au Collège de Ste. Barbe, rue de Reims, ennuyé de rester dans sa chambre, dix jours après sa blessure, avoit été jouer à la paume, & étoit ren-

____

(*) François-Emanuel-Thomas le *Sourd*, âgé de vingt & un ans & six mois, décédé le 12 Mai 1782.

tré couvert de fueur & excédé de fatigues. Les premiers fymptômes du *tétanos* s'étant manifeftés 24 heures après, ce cruel accident & fes fuites funeftes ne peuvent être rapportées qu'à la piquûre, & furtout à l'imprudence du jeune homme.

Quand on examine anatomiquement la texture de l'aponévrofe plantaire, l'appareil du fyftême nerveux, fource unique de la fenfibilité, de l'irritabilité & de la correfpondance fympathique des parties, & que l'on a vu beaucoup de bleffés, on n'eft point étonné qu'une irritation locale caufe ces affreux défordres.

Si M. *le Sourd*, au lieu de s'excéder de fatigues dans une journée très-chaude, eût refté dans fon lit, ou même dans fa chambre ; que fa plaie eût été panfée convenablement, il eft plus que probable qu'il eût évité le fort funefte dont il fut victime (58).

« (58) Jean-Baptifte *Molinier*, domeftique au Collége de Sainte Barbe, a affuré à M. *Oliveaud*, jeune » Médecin, que, la veille de la mort de M. *le Sourd*,

Il en est ainsi de l'observation faite sur Joseph *Maltere* (*), maçon, âgé de 45 ans, blessé à la plante du pied, en démolissant une vielle boiserie, par

---

» il l'avoit encore vu jouer à la paume & suer con-
» sidérablement. M. l'Abbé *Planche*, condisciple du
» défunt, en a dit autant ; & M. l'Abbé *Deshans*,
» condisciple de l'un & de l'autre, a ajouté qu'il se
» souvient parfaitement que M. *le Soura* se plaignoit, en
» jouant, d'une grande douleur dans le dos, qui l'empêchoit
» de mouvoir les bras en avant ; que le lendemain matin
» on le trouva roide sur le plancher ; qu'il resta tout le
» jour dans cet état, & mourut la nuit suivante.

» M. l'Abbé *Deshans* assure aussi que c'est au gros
» orteil & par un os que la blessure a été faite ».

Mais que la plaie ait été faite par un clou ou par un os, qu'elle fût à la plante du pied ou au gros orteil, cela est absolument égal, puisque la lésion de l'aponévrose plantaire & celle de la gaîne des tendons causent les mêmes désordres, & exigent le même traitement avec un absolu repos.

L'ouverture du cadavre a été faite par M. *Peyrilhe*, Professeur aux Ecoles de Chirurgie, qui n'ayant point découvert de cause de mort dans les capacités, l'a rapportée à l'irritation nerveuse produite par la blessure.

(*) Rapportée par M. *le Roux*, page 12 de sa Dissertation sur la rage, qui a remporté le prix de la Société Royale de Médecine de Paris, le 11 Mars 1783.

un clou rouillé qui perça la femelle de fon foulier , & entra affez avant pour caufer le *tétanos* , qui le fit périr ; accident qu'on eût pu prévenir, fi la piquûre eût été panfée & le malade tenu convenablement.

Le *tétanos* furvient auffi très-fréquemment après la ligature du cordon des vaiffeaux fpermatiques , pratiquée mal-à-propos dans l'opération de la caftration. M. *le Blanc* , Chirurgien d'Orléans , affure avoir oui dire à un Chirurgien - Major d'un grand hôpital , que « de 14 opéra-» tions de caftration , il lui en étoit mort » 12 , & qu'il eft convenu que ce malheur » avoit pour caufe la forte ftriction de la » ligature à laquelle il étoit habitué (*).

Morand a vu deux fois le même accident furvenir par la même caufe (**).

(*) *Voyez* Œuvre Chirurg. de M. *le Blanc* , Tome premier , page 85.

(**) *Voyez* Opufc. de Chirurgie , feconde Partie , page 173.

Lieutaud, dans de semblables circonstances, a été témoin du même malheur (*).
Enfin, le célèbre *Lecat* (**), pendant l'espace de 21 ans, a observé, à l'hôpital de Rouen, une douzaine de malades attaqués du *tétanos*, & il ne s'est pas souvenu d'en avoir vu réchapper un seul.

Ce cruel accident survenant dans un climat aussi tempéré que le nôtre, principalement lorsqu'en faisant les opérations, on ne prend pas les précautions prescrites par la bonne Chirurgie, que ne doit-on pas craindre des mêmes fautes entre les tropiques ?....

Aussi, d'après les principes du célèbre M. *Antoine Petit*, sous lequel j'ai étudié toutes les branches de la médecine, & d'après mon expérience dans les Colonies, me suis-je élevé, dès l'année 1776, contre

---

(*) Page 293, Tome 11, troisième édition, article Sarcocèle.

(**) Page 13 de sa Dissertation sur la sensibilité des meninges.

la ligature du cordon des vaiſſeaux ſper-
matiques ; les accidens les plus funeſtes,
le *tétanos* ſur-tout, me l'ayant fait proſ-
crire de ma pratique, il y a plus de 25
ans.

Je n'ai jamais été dans la néceſſité de
dilater par des inciſions les piquûres de
clous. Les moyens que je propoſe m'ont
toujours ſuffi pour prévenir les douleurs
vives, le gonflement & les étrangle-
mens qui font craindre le *tétanos*. Mais
lorſque le Médecin a été appelé trop tard,
& que, faute d'avoir pris les précautions
que j'indique, ces premiers accidens ſe
manifeſtent, il faut, à l'inſtant même,
& ſans balancer, faire des inciſions ſuf-
fiſantes pour en empêcher les progrès &
l'effet, ſur-tout ſi la plaie intéreſſe l'aponévroſe plantaire (*).

La circonſpection que j'ai recom-
mandée à cet égard, ne porte pas

(*) *Voyez* la manière auſſi ſimple que ſûre de pratiquer la caſtration, pages 220 & ſuivantes des maladies
des Nègres.

ſur les accidens qui ſuccèdent quelquefois aux piquûres faites à d'autres parties tendineuſes & aponévrotiques par une lancette, une aiguille, une épine, une arête de poiſſon, &c. L'obſervation ſuivante en eſt une preuve.

En 1764, à Kourou, chef-lieu de la nouvelle Colonie de Cayenne, un *machoran* du poids de 6 à 7 livres, ſuſpendu à 9 ou 10 pieds de haut, tomba ſur la partie moyenne de la cuiſſe du Nègre pêcheur de M. *de Préfontaine*, Commandant. La longue défenſe dont ce poiſſon eſt armé à la partie poſtérieure de la tête, pénétra à plus de trois grands *travers de doigt* de profondeur, déchira les tégumens, l'aponévroſe du *faſcialata* & le grêle antérieur, l'un des extenſeurs de la jambe. Le bleſſé fut ſur le champ porté à l'hôpital. Ses douleurs étoient des plus vives, & il éprouvoit de fortes contractions dans les parties léſées. Dès l'inſtant de cet accident, M. *de Préfontaine* regarda le *tétanos* comme inévitable.

Après

Après avoir mis l'extrémité bleſſée en ſituation, je couvris la plaie d'un plumaceau imbibé d'huile de lis. J'appliquai par-deſſus un grand cataplaſme de mie de pain & de lait. Les portes & les fenêtres cloſes, je faiſois changer ce cataplaſme toutes les quatre heures, ſans ôter le plumaceau. Ce Nègre étant d'un tempérament ſanguin, & d'une forte conſtitution, je le fis ſaigner quatre fois dans les 24 heures.

Le panſement & les deux premières ſaignées faites coup ſur coup, n'ayant apporté aucun ſoulagement, je fis deux inciſions (*) longitudinales, chacune de trois *travers de doigt;* l'une à la partie ſupérieure, & l'autre à la partie inférieure de la bleſſure. Il faut, dans ce cas, avoir un biſtouri droit, plus grand que les biſtouris ordinaires, conſerver autant qu'il eſt poſſible les fibres longitudinales, & couper bien perpendiculairement juſ-

____

(*) *Voyez* page 176 de mes Obſervations générales.

qu'au fond de la piquûre, de manière que le *fascialata* & l'aponévrose commune des muscles ne fassent aucun étranglement.

Le premier pansement fut fait avec la charpie sèche; & les suivans avec le digestif simple de jaunes d'œufs & d'huile de lis.

Avant d'ôter le cataplasme, mes plumaceaux étoient garnis & prêts à être appliqués; de sorte que, quoique les portes & les fenêtres fussent fermées, la plaie ne restoit pas découverte, à chaque pansement, l'espace de deux secondes.

Par ces moyens, les contractions des muscles & les douleurs vives cessèrent; il ne survint aucun accident; toute espèce de crainte se dissipa; peu-à-peu la plaie se remplit, &, six semaines après sa blessure, le malade fut radicalement guéri.

Pendant les travaux de ce nouvel établissement, situé à une lieue de la mer, depuis le mois de Décembre 1763, jusqu'en Mai 1765, ce Nègre fut, de tous les blessés, le seul menacé du *tétanos*; quoique ce temps comprenne celui de l'affluence d'une très - grande quantité d'Européens dans cette Colonie naiffante, & de l'épidémie affreufe dont nous avons parlé pages 7 & 8 de nos Obfervations générales.

Le *tétanos* ayant été confidéré par quelques Ecrivains (*), comme plus fréquent à Cayenne que dans les autres établiffemens de la zone torride, il paroîtra fans doute étonnant que dans de telles circonftances nous n'ayons pas eu un feul bleffé, qui ait éprouvé ce cruel accident, & que, pendant, ces dix-huit mois, pas un feul enfant n'ait été attaqué du mal de mâchoire (59).

Il en eft ainfi de tous les contes qui

(*) *Voyez* pag 883, Tome X, de la Biblio:hèque de Médecine de M. *Planque*, imprimée chez la veuve d'Houry en 1770.

(59) Il faut confidérer qu'à cette époque ce chef-lieu de la Guyanne Françoife n'avoit prefque point de Nègres, & que nous étions tous fuffifamment vêtus. Parmi les grands maux qui affligèrent la nouvelle Colonie, on peut compter une ophthalmie des plus opiniâtres. *Voyez* pages 151 & 152 des maladies des Nègres.

ont été faits fur cette immenfe quantité de reptiles & d'animaux venimeux, qui rendent, dit-on, la Guyanne fi dangereufe à habiter, tandis qu'avec cette grande quantité de monde, & pendant ce long efpace de temps, nous n'avons pas eu à remédier à un feul accident de ce genre.

Mais que n'a-t-on pas dit fur cette partie de la France équinoxiale, & que d'évènemens ces fables ont produits en Europe ! L'obfervateur judicieux & impartial qui a vu les chofes dans leur principe, ne peut que s'indigner de la maladroite impofture de ces voyageurs exhaltés, qui n'ayant apperçu les objets qu'au travers du prifme de leurs paffions ou de leurs intérêts, cherchent encore à perfuader la réalité des fantòmes de leur imagination.

Je n'ai vu qu'une feule fois le *tétanos* furvenir dans les inflammations du bas-ventre (*). Le moyen de prévenir cet

____

(*) A la fuite d'un émétique inconfidérément adminiftré. *Voyez* pages 145 & fuivantes de cet Ouvrage.

accident en pareille circonſtance, eſt, comme nous l'avons obſervé, de ne s'en pas laiſſer impoſer par des apparences trompeuſes; de ſaiſir, dès les premiers inſtans, le genre de la maladie, & de faire le traitement de l'inflammation vraie.

Il en eſt ainſi du *tétanos accidentel*, que je n'ai également rencontré qu'une fois dans les fièvres putrides pendant le cours de ma pratique; encore la maladie n'avoit-elle pas été connue. Les trois ſaignées qui avoient é é faites étoient manifeſte-ment contre - indiquées; & d'après l'état où je trouvai le malade, lorſque je me chargeai de ſon traitement, je ſuis per-ſuadé que ce cruel accident ne ſeroit point ſurvenu, ſi au lieu des évacuations ſan-guines qui ne ſervirent qu'à favoriſer la putréfaction, on eût adminiſtré dans les premiers jours de la maladie, l'ipécacuanha & les antiputrides qui ſauvèrent la vie au malade (*).

Lorſque j'ai été chargé du traitement

(*) *Voyez* pag 5 2 & ſuivantes des maladies des Nègres.

des malades, *in primo statu morbi*, je n'ai
point vu le *tétanos* survenir après la suppression des grandes suppurations des plaies
& des ulcères; avantage que je rapporte
à l'attention de veiller exactement, pendant quelque temps, à la manière dont
les principales fonctions se font, sur-tout
celles du bas-ventre.

En tenant le bas-ventre libre, en prévenant la tension de l'estomac, celle des
intestins, & leur effort contre le diaphragme, on parvient à maintenir l'action & réaction réciproque entre la tête
& ces viscères. Mais le cerveau & l'estomac réagissant plus particulièrement l'un
sur l'autre que sur les autres parties, il
faut modérer leur contranitence de manière que ces deux capacités ne conser-
vent que le degré de tension nécessaire
pour le libre exercice de leurs fonctions.
Alors leurs mouvemens, loin de troubler
l'harmonie générale, servent à la maintenir dans le parfait équilibre qui cons-
titue la santé.

Il faut avoir foin, après le traitement, de retenir les fujets guéris, dans les hô-pitaux ou dans leur appartement, pen-dant dix, quinze & même vingt jours, felon le genre de léfion des parties, felon que le temps eft ferein ou pluvieux, froid ou chaud, fec ou humide, & que la bleffure & la fuppuration ont été plus ou moins confidérables.

J'ai été fouvent, il eft vrai, très-con-trarié à cet égard par des Adminiftra-teurs d'habitations, qui regardant ces précautions comme inutiles, faifoient fortir les Efclaves & les envoyoient aux travaux, malgré mes repréfentations : auffi eft-il arrivé plufieurs fois que ces fortes de plaies fe font rouvertes promp-tement, & qu'il a fallu un temps con-fidérable pour obtenir une feconde cicatrice. Mais dans cette circonftance même, il n'eft point furvenu de *tétanos.*

CHAPITRE VII.

Traitement du Tétanos essentiel.

AUSSI-TÔT que les premiers symptômes du *tétanos essentiel* se manifestent,
il faut coucher le malade dans un appartement situé & disposé de la manière
que nous l'avons prescrit, où il soit à
l'abri du fort contact de l'air, sur-tout
des brises régnantes, & dans lequel on
entretiendra la température au terme
moyen de la chaleur du lieu.

On s'applique ensuite à reconnoître la
cause déterminante de l'irritation nerveuse, afin de la faire cesser.

Si le sujet est pléthorique-sanguin, on
fera un nombre de saignées proportionné
à son âge & à son tempérament.

Si la pléthore est humorale, que la
langue soit chargée, au lieu de saignées
on administrera l'ipécacuanha ou l'émé-

tique felon les circonftances, à dofe affez forte pour obtenir des vomiffemens.

Il faut mettre tout en œuvre pour favorifer la tranfpiration. On y parviendra par des frictions sèches, fouvent répétées, par des boiffons chaudes, telles qu'une légère eau de fureau, la limonade chaude, l'orangeade, la bigarrade, ou l'eau de lentilles.

Pendant les premiers jours de la maladie, je me fuis bien trouvé dans les intervalles des convulfions, chez les fujets fanguins & d'une forte conftitution, d'ajouter à la faignée quelques bains tièdes, au degré de chaleur vingt-cinq ou vingt-fix therm. de Réaumur. En tempérant, ils diminuent la tenfion, la roideur de la fibre, & calment la violence des convulfions (60).

Mais je m'abftiens des bains lorfque

____

(60) Je ne parle ici que du bain tiède, parce que je me fuis mal trouvé des bains chauds & des bains froids que je n'avois employés que fur la foi de quelques Ecrivains qui fe font copiés les uns les autres.

la pléthore eſt humorale. Je me ſuis mieux trouvé dans cette circonſtance de l'éther vitriolique, depuis quinze juſqu'à trente-ſix gouttes, répété ſix à ſept fois dans les vingt-quatre heures, ainſi que de la liqueur minérale d'*Hoffmann*, dont j'augmente la doſe de moitié, parce que ce remède qui n'eſt qu'un éther affoibli, n'a de propriétés calmantes que celles des particules éthérées qu'il contient.

Dans le premier cas, après l'évacuation ſanguine & le premier bain, le malade étant couché & bien enveloppé de couvertures, j'adminiſtre l'opium, d'abord à la doſe d'un grain, ou dix gouttes de *laudanum liquide* de *Sydenham*, préparé de la manière preſcrite dans cet Ouvrage (Chapitre VIII): ſi les ſymptômes ne ſe calment pas ſenſiblement, on ne doit pas craindre d'augmenter ou de rapprocher les doſes de ce remède.

Dans la pléthore humorale, même après l'évacuation des humeurs viciées dans l'eſtomac & les inteſtins, ſi l'éther &

la liqueûr minérale d'*Hoffmann* ne diminuent pas les convulſions, on a également recours à l'opium ou au *laudanum liquide*. J'unis même quelquefois alors les antiſpaſmodiques aux narcotiques. J'adminiſtre de deux en deux heures un grain d'opium, deux grains de camphre & quatre grains de muſc, avec l'attention, dans l'un comme dans l'autre cas, d'entretenir toujours la liberté du ventre par des lavemens émolliens.

Mais c'eſt principalement lorſque les convulſions ont pour cauſes des ſenſations trop vives, des paſſions violentes, des méditations profondes, des veilles exceſſives, des études forcées; en un mot, dans tous les cas de léſion particulière, de trouble ou de diſſipation du fluide nerveux, qu'il faut s'empreſſer d'adminiſtrer l'opium ſavoneux ou le *laudanum liquide*, afin de ramener peu à peu le calme dans le cerveau, les nerfs & les eſprits, en diminuant les contractions des muſcles & les mouvemens déſordonnés de toute la machine.

Dès l'inſtant que les ſymptômes effrayans commencent à ſe diſſiper, le pouls ſe développe, devient plus égal & ſe rapproche de l'état naturel, la peau ſe couvre d'une douce moiteur. Alors je fais prendre depuis dix juſqu'à vingt gouttes d'alkali volatil dans quelques cuillerées de tiſane chaude, &, ſuivant l'effet de ce remède, je le répète plus ou moins. Enfin l'harmonie entre toutes les parties commence à ſe rétablir.

Dans les mêmes vues, on fait ſur les parties attaquées de ſpaſmes, des embrocations d'huiles douces & mucilagineuſes, ſur-tout d'huile de ravets; on les renouvelle toutes les trois heures; on applique auſſi avec ſuccès des veſſies remplies d'eau chaude ſur le creux de l'eſtomac.

Pendant tout ce temps, on ſoutient le malade avec des bouillons de riz.

Il eſt très-rare que le *tétanos eſſentiel*

réfifte aux moyens curatifs que je viens d'indiquer, fur-tout lorfque le Médecin a été appelé à temps, qu'il a reconnu la maladie, & qu'il en a fait le traitement.

Mais fi, malgré tous ces fecours, la contraction des mufcles releveurs de la mâchoire inférieure, celle des mufcles du gofier & la difficulté d'avaler augmentent; en un mot, fi les convulfions fe rapprochent & fe prolongent, c'en eft prefque fait du malade. Dans cette affreufe pofition, l'humanité invite le Médecin à mettre tout en ufage pour cacher au malade l'horreur de fon état. A cet effet, au lieu d'éloigner fes vifites, qu'il les rapproche; la feule idée d'abandon peut augmenter les accidens & réduire le malheureux au défefpoir. Que dans cette occafion, écoutant fon cœur & la fainteté de fon miniftère plutôt que fes efpérances, il agiffe fur le moral autant que fur le phyfique; qu'il partage fon temps entre fes autres malades, de manière à pouvoir coucher affez près de celui-ci pour le secourir pendant la nuit, & sur-tout pour être à portée, à l'instant où la déglutition ne se fait plus, de lui faire prendre de l'opium en lavement. On ne doit pas craindre que de fortes doses de ce remède soient suivies des accidens qu'il produit quelquefois dans d'autres maladies où il est moins instant de l'administrer. La persévérance soutenue dans l'administration des secours, a si souvent rappelé à la vie des malades abandonnés, que le Médecin doit continuer son ministère jusqu'à l'instant de la mort.

Quoiqu'il soit prouvé par l'expérience que le *tétanos essentiel* attaque les hommes de toutes les couleurs & dans tous les pays, je n'ai jamais eu occasion de l'observer chez les Blancs entre les tropiques. Je crois en avoir suffisamment expliqué les raisons. Passons au traitement du *tétanos accidentel.*

CHAPITRE VIII.

Traitement du Tetanos accidentel.

Examen des remèdes confeillés par Defportes.

Le Phyſiologiſte, l'Anatomiſte & le Médecin, qui ont de fréquentes occaſions de pratiquer, ſavent que le genre nerveux eſt la ſource & le principe de toutes nos ſenſations.

Sans entrer dans des difcuſſions & des ſyſtêmes ſur le plus ou le moins de ſenſibilité de nos différentes parties, il ſuffit d'obſerver que la communication univerſelle & réciproque établie entre elles, n'exiſte que par les nerfs, dont les enveloppes partent des membranes du cerveau, ou plutôt ne ſont autre choſe que ces mêmes membranes continuées juſques dans leurs plus petites ramifications ; que d'un côté ces membranes forment les toiles & les houpes nerveuſes qui font l'organe du toucher, & de l'autre, entrent dans la compofition des mufcles; enfin qu'il y a un grand nombre de maladies, même entre les chroniques, qui ont leur fiège dans les extrémités des nerfs.

De-là, cette prodigieufe quantité de douleurs fympathiques, dépendantes du trop. ou trop peu d'action des nerfs, différence qui caractérife néceffairement deux genres oppofés d'affections nerveufes, dont la plupart n'ont point encore été affez obfervées. Il en eft pour la guérifon defquelles il faut quelquefois agir fur l'efprit vital, en excitant fur les nerfs des mouvemens qui les défobftruent. Tels font, par exemple, les cas où les Médecins expérimentés adminiftrent avec prudence & méthode la ciguë, le fublimé corrofif, &c. tandis que les affections du genre oppofé, dans lefquelles la tenfion des nerfs exige l'ufage des anodins & des calmans, fe guériffent prefque toujours par l'opium, lorfqu'elles ne font point accompagnées de fièvres.

D'après

D'après cela, si les moyens que j'ai indiqués pour prévenir le *tétanos accidentel* n'ont pas été suffisans, ou que le Médecin n'ait pas été appelé assez tôt pour les mettre en pratique; que l'on ait négligé de tenir l'appartement au même degré de température; d'entretenir une douce moiteur à la peau par les boissons tièdes, & une augmentation de couvertures; dès l'instant que le plus léger frisson ou le plus petit froid se fait sentir, il faut administrer l'opium ou le laudanum liquide, & en augmenter graduellement la dose, sans attendre que les progrès du mal aient produit la moindre difficulté dans le mouvement musculaire, & que les autres symptômes que nous avons observés en parlant de M. *Leydet* & de Mme. *Riortier* (*), se manifestent.

Le *tétanos, suite de blessures*, est, ainsi que le Docteur *Lind* en fait la remarque, le plus difficile à guérir & le plus

____

(*) Pages 101 & 206 de cet Ouvrage.

T

deſtructeur. Mais, comme les premiers
ſymptômes de l'impreſſion du froid pré-
cèdent ordinairement de quatre à cinq
jours ceux de l'embarras des muſcles du
goſier & de la mâchoire inférieure, à
cette époque on a encore le temps de
diminuer, par l'augmentation graduée de
l'opium, la tenſion de la fibre, ainſi que
l'érétiſme & les mouvemens ſpaſmodiques. Par ce moyen, au lieu des orages
dont on étoit menacé, le ſommeil rappelle
la moiteur à la peau, & même quelquefois une légère ſueur qui maintient le
calme dans les eſprits, & la ſoupleſſe
dans toutes les parties.

Mais, pour obtenir ces précieux avantages, il faut être bien ſûr de ſon opium,
& pour cet effet l'avoir choiſi ſoi-même.
Mes ſuccès, en pareil cas, ſont dus en
partie à la fidélité & au ſavoir de M. *de
la Planche*, Apothicaire de Paris, qui
m'a toujours fourni des remèdes de première qualité. Il eſt vrai qu'à cet égard

on ne peut pas toujours obtenir ce que l'on defire.

Les faits contenus dans la note fuivante prouvent combien cette furveillance eft importante (61).

---

(61) On a vu dans cet Ouvrage, qu'immédiatement après la fracture de M. *Leydet*, je fus appelé en con-fultation. Ma réfidence étoit éloignée d'une lieue de ce malade. M. *Raffina*, fon Chirurgien & fon voifin, s'étoit chargé par un abonnement annuel, fuivant l'ufage du pays, de lui donner fes foins, ainfi qu'à fa famille & aux Nègres de fa manufacture, & de fournir les médi-camens néceffaires.

En conféquence, dès l'appatition des premiers & des plus légers fymptômes du *tétanos*, M. *Raffina* adminif-tra, comme nous en étions convenus, dix - huit gouttes de *laudanum* liquide de *Sydenham*. Ce remède n'ayant produit aucun effet, on en augmenta de moitié la dofe qui n'opéra pas davantage.

Dès ce moment je foupçonnai que l'extraction de l'opium avoit été mal faite. M. *Raffina* ayant envoyé chercher fon flacon, je trouvai la liqueur trop peu colorée pour ne pas perfifter dans mon opinion, & j'of-fris d'en envoyer prendre chez moi. Mais M. *Raffina* qui paffoit les nuits auprès de M. *Leydet*, avoit déja attribué ce non-fuccès à l'état du malade plutôt qu'à la foible qualité du remède ; &, quoique mon offre eût

D'après des expériences multipliées,
on a estimé que sept gouttes de lauda-

été faite avec tout le ménagement possible, il parut s'en
offenser , & me répondit qu'il alloit à l'instant même
à la ville voisine *, où certainement son Apothicaire
lui fourniroit du *laudanum* qui vaudroit celui que j'avois
apporté de Paris.

Dans cet intervalle on manqua l'instant précieux
d'administrer ce remède ; les symptômes prirent de
l'accroissement & le malade périt.

A l'égard de Madame *Riortier*, dès l'instant que les
premiers symptômes du *tétanos* se manifestèrent, je ne
manquai pas, d'après ce qui étoit arrivé à M. *Leydet*,
d'avertir le Médecin - Chirurgien qui avoit fait l'opération & qui étoit chargé du traitement, de la nécessité
de s'assurer de la bonne qualité des remèdes. En conséquence il fit prendre au Cap, chez son Apothicaire de
confiance, la plus grande partie des médicamens qui
furent administrés.

Cette malade fut saignée plusieurs fois ; elle prit aussi
plusieurs médecines composées. Je la voyois tous les
jours, mais ces évacuations furent toutes déterminées à
mon insçu & pendant mon absence ; je crus même
m'appercevoir que le Médecin ne prenoit mon avis que
dans les momens où ses craintes augmentoient, & qu'il
agissoit seul lorsqu'il avoit l'espérance de faire cesser les
accidens. Mais, comme il n'étoit pas juste de vouloir

---

* Le Cap, distant d'une petite lieue.

num liquide, préparé comme on vient
de le voir dans la note précédente, contiennent un grain d'opium.

---

me faire partager dans l'opinion publique les défagré-
mens de la perte de la malade, & me priver de l'honneur de la cure, fi nous avions le bonheur de la fauver ;
mon amour-propre bleffé, la franchife de mon caractère
& la dignité de mon état, ne me permirent pas de le
diffimuler au Médecin. Après lui en avoir vainement fait
l'obfervation en particulier, je m'en plaignis hautement.
Les fymptômes prirent l'accroiffement le plus prompt, &
la malade périt.

D'après cela je me tins en garde contre tout autre
remède que ceux de ma pharmacie. Je découvris même
enfuite, que la plupart des médicamens compofés, tranf-
portés dans les Colonies par la voie du commerce,
étoient vendus à un prix fi médiocre, qu'il eût été
impoffible de les fournir de bonne qualité. J'ai vu, entre
autres, de la liqueur d'*Hoffmann* qui, à la dofe d'une
once, ne procuroit aucun effet, parce que, comme je
l'ai reconnu au goût, ce n'étoit autre chofe qu'un efprit-
de-vin affoibli & très-légèrement éthéré. Les remèdes
bien compofés étoient fi rares au Cap, qu'à mon arrivée
M. de *la Porte*, Apothicaire du Roi, en me priant
de lui céder ceux que j'avois apportés de Paris, eut l'hon-
nêteté de m'obferver que je ne trouverois pas dans la
Colonie de teinture d'opium femblable à la mienne (*),

(*) Depuis, M. *Sarreau*, Apothicaire très-inftruit, s'eft établi
au Cap.

T 3

Depuis 1776, je me fers avec beaucoup de fuccès de l'extrait d'opium, pré-

---

Quoique cette teinture fe trouve dans le difpenfaire
de la Faculté de Médecine de Paris & dans plufieurs
autres, j'ai regardé comme effentiel d'en placer ici la
recette.

Laudanum liquide de Sydenham.

Prenez
{
Opium très-pur . . . . 2 onces.
Safran . . . . 1 once.
Canelle . . . . . . 1 gros.
Girofle. . . . . . . 1 gros.
Vin d'Efpagne * . . . 1 livre.
}

Coupez menu l'opium & le fafran. Concaffez le
girofle & la canelle. Mettez ces fubftances avec le vin
d'Efpagne dans un matras que vous boucherez avec de
la veffie mouillée & affujettie avec un fil. Faites digérer
ce mélange au foleil pendant quinze jours. Au bout de
ce temps, paffez la liqueur avec expreffion au travers
d'une toile. Laiffez dépofer; après quoi filtrez au travers
du papier gris. Elle fe conferve dans des flacons de
criftal bien bouchés.

Cette teinture ainfi préparée, a la denfité d'un firop
clair & la couleur de nos gros vins foncés, tels que celui
de Pontac.

* On prend du vin d'Efpagne très-liquoreux, parce qu'il n'eft
pas fufceptible de s'altérer par la chaleur de la digeftion, comme
les vins ordinaires.

paré à froid, fuivant le procédé de M. *de la Planche* (62), rapporté dans la note ci deſſous.

D'après mon expérience, j'invite les Médecins d'entre les tropiques, même ceux qui habitent les villes de ces climats, d'avoir à eux, au moins le *laudanum* liquide de *Sydenham*, & l'extrait ſavonneux d'opium, préparés comme on

---

Extrait ſavonneux d'Opium.

(62) Prenez la quantité d'opium très-pur que vous defirerez. Pilez-la dans un mortier de marbre. Ajoutez peu à peu de l'eau froide juſqu'à ce qu'il ſoit entièrement délayé. Décantez la liqueur chargée de la partie extractive. Verſez encore de l'eau, & décantez juſqu'à ce qu'elle ne prenne plus de couleur. Raſſemblez toutes ces eaux. Filtrez-les à travers le papier Joſeph. Evaporez à la chaleur douce du bain-marie juſqu'à confiftance pilulaire. On obſerve pendant l'évaporation qu'il s'élève une odeur vireuſe, & qu'il ſe forme ſur la liqueur une couche graſſe d'un brun très-foncé. Mais ſi l'on filtre la liqueur à deux ou trois repriſes, il ne ſe forme plus de matière graſſe; cet extrait devient inodore, &, ainſi dépouillé de la partie vireuſe, il ne conſerve que ſes vertus calmantes, ſans occaſionner de vertiges, ni aucun autre effet dangereux.

T 4

vient de le voir, & de n'en point employer d'autres. Il seroit même à desirer qu'ils fuffent préfens à l'une & à l'autre de ces préparations. Les fuccès dans une maladie auffi terrible que le *tétanos* tiennent à une furveillance, à des détails, des peines, des foins continuels qui, loin de rebuter le jeune Médecin véritablement appelé à fon état, ne feront qu'exciter fon zèle & fon courage. Il n'eft peut-être point de carrière plus épineufe; mais auffi eft-il de plus douce jouiffance & de récompenfe plus honorable que d'arracher à la mort fes victimes?

Si tout eft lié, fi tout fe tient dans notre machine par la fibre nerveufe, que fes rameaux diverfement repliés & contournés, s'étendent jufqu'aux extrémités des doigts, ne foyons point furpris que la plus petite léfion des tendons, des nerfs, ou leur irritation caufe des convulfions, même celles qui caractérifent le *tétanos*. L'organifation de nos parties & une longue

fuite d'obfervations juftifient également
la néceffité de prendre les précautions que
nous avons confeillées dans cet Ouvrage,
& principalement d'éviter l'application
des fpiritueux & des ftimulans fur toute
efpèce de plaies & de bleffures.

Il eft furprenant fans doute que des
hommes célèbres, &, de nos jours,
M. *Lecat*(*), aient reconnu que ces fortes d'applications font fuivies des plus vives douleurs; qu'ils aient cependant continué de les employer dans les panfemens
des bleffures les plus graves; & qu'une
illufion conftante les ait portés pendant
des fiècles à en abufer jufques à appliquer de l'efprit-de-vin fur les plaies des
membranes du cerveau (**).

Je ne me perfuaderai jamais que cet
homme de génie, dont les ouvrages font
pleins d'idées lumineufes & profondes,

(*) *Voyez* page 21 de fa differtation fur la fenfibilité des
meninges, lue à l'Académie des Sciences de Rouen en
1757.

(**) *Ibid.* page 8.

eût laiſſé cette réforme à faire , s'il eût
été moins occupé d'éclairer les autres
branches de la Médecine, telles que la
Phyſiologie, l'Anatomie, & particulièrement la Phyſique qui ſert de baſe &
d'appui à toutes les parties de l'art de
guérir. Il eſt vrai que M. *Lecat* a ſacri-
fié un temps précieux à ſoutenir ſes opinions contre celles du trop célèbre M.
Haller (63).

Les erreurs des grands hommes ſont
d'autant plus dangereuſes & plus difficiles
à détruire , qu'elles ſe répandent à la fois

---

(63) *Haller* n'a preſque point pratiqué la médecine.
La majeure partie de ſes expériences ont été faites ſur
des animaux bien portans, tandis que la plupart de
celles de M. *Lecat* l'ont été ſur des parties bleſſées,
où la ſenſibilité eſt ſi différente, que quelquefois la
compreſſion ou l'affaiſſement interrompant le cours des
eſprits, jette la partie dans la ſtupeur & rend le ſujet
léthargique. Dans d'autres circonſtances la maladie
développe le ſentiment juſqu'à rendre douloureuſes les
parties mêmes qui ſont inſenſibles dans l'état de ſanté.
Tels ſont les tendons, les cartilages & même les os , qui
quelquefois deviennent d'une ſenſibilité extrême à la ſuite
des plaies, des ulcères, &c.

dans toutes les parties de l'univers (64).
Le temps feul met les hommes & les
chofes à leur place. Le bandeau du fyftême tombe, & la vérité long - temps
obfcurcie, n'en eft que plus brillante &
plus précieufe.

On a vu que, dès l'année 1757, M.
Lecat avoit eu occafion d'obferver le
tétanos fur douze fujets fans en avoir
guéri aucun (*). Ses ouvrages ne font
point mention des moyens qu'il a employés pour combattre cette affreufe maladie; mais des expériences réitérées dans
divers climats nous ont appris que les
contractions convulfives des mufcles cé-
dent aux narcotiques & aux antifpaf-
modiques pris intérieurement, & appliqués à l'extérieur, fur - tout, comme l'a

---

(64) Les cours de M. *Haller* & de M. *Lecat* étoient
fuivis par des fujets de toutes les Nations , que la célébrité
de ces favans Profeffeurs avoient attirés à Leyde & à
Rouen.

(*) Page 14 de fa Differtation fur la fenfibilité des
meninges.

obfervé le Docteur *Lind* (*) , fi ces applications font faites à la plante des
pieds (**).

Pour cet effet :

Prenez un gros de camphre ; réduifez-
le en poudre , que vous mêlerez avec
trois gros d'opium , & même davantage felon l'âge , la force du fujet &
l'intenfité des accidens. Etendez le
tout fur deux morceaux de peau de
la grandeur de la paume de la main ,
que vous appliquerez à la plante de
chaque pied.

Ce topique a autant de fuccès dans
les irritations nerveufes , que la mou-
tarde pulvérifée , & incorporée avec le
levain , en a , également appliquée à la
plante des pieds , dans les cas oppofés où
l'action des nerfs femble être anéantie.

(*) Page 63 , II. vol. des Effais fur les maladies des
Européens dans les pays chauds.

(**) Dans les cas extrêmes on mêle même la diffolution
d'opium avec les digeftifs.

Tels font, dans la plupart des maladies malignes que les Européens éprouvent fi fréquemment entre les tropiques , ces inftans effrayans où le froid des extrémités , la pâleur, l'infenfibilité, la petiteffe & la concentration du pouls, l'altération dela phyfionomie, & quelquefois la perte de la connoiffance femblent annoncer au Médecin même la fin du malade.

C'eft alors que cette application des ftimulans , fur les parties les plus éloignées du centre des circulations, concourt fi puiffamment, avec les véficatoires & l'éther vitriolique, à rappeler, la chaleur animale & la vie , que la perverfion du fluide nerveux fembloit avoir éteintes pour toujours.

Il feroit dangereux d'employer le *laudanum* dans le *tétanos* qui furvient dans les inflammations des vifcères & dans les maladies putrides : dans le premier cas , avant d'avoir fait un nombre de faignées proportionné à la nature de l'inflammation ; & dans le fecond, avant que l'eftomac eût été vidé par l'ipéca-cuanha, (ou l'émétique felon la cir-conftance.) C'eft fur-tout dans les cas d'engorgement, de difpofition inflam-matoire, & d'inflammation des mem-branes du cerveau, qu'il faut être cir-confpect dans l'ufage de ce remède : encore ne doit-on employer que l'ex-trait d'opium préparé à froid, qui calme fans porter à la tête, & dont nous avons donné la préparation.

Examinons maintenant les moyens employés par *Defportes* dans le traite-ment du *tétanos* ; & prouvons combien font dangereufes les prétentions de quel-ques hommes réunis, qui, fans expé-rience perfonnelle dans le fujet qu'ils traitent, n'écrivent que fur la foi d'au-trui.

Dans ces circonftances diverfes, qui exigent les principes les plus folides & l'expérience la plus confommée, *Def-*

portes (*) fe borne à rapporter quelques méthodes, tantôt *Nègres*, tantôt
Efpagnoles, & fouvent auffi de fimples
oui-dire de Chirurgiens François établis dans les campagnes , & , comme
lui, livrés à l'empirifme.

C'eft ainfi , par exemple , qu'après
avoir dit (**) : *On laiffe le malade fe
débattre dans le bain froid , autant que
fes forces peuvent le permettre* , il ajoute
(***) : *On préfère le bain de la mer à
celui d'eau douce ; cette façon a fouvent
réuffi ;* enfuite , *d'autres fcarifient pro-
fondément , fur-tout dans le fpafme qui
attaque les parties poftérieures , depuis
la nuque du col jufqu'à l'os facrum ,
tantôt avec un inftrument prefque rouge ,
tantôt avec un qui n'eft pas échauffé.
Ils donnent enfuite des lavemens purgatifs , & une forte dofe d'émétique , à*

(*) *Voyez* fon Hiftoire des maladies de Saint-Do-
mingue.
(**) *Ibid.* page 161 , vol. I.
(***) *Ibid.* page 162.

laquelle ils font fuccéder, pendant deux à trois jours une forte tifane purgative, les potions cordiales, & la tifane fudorifique.

Plufieurs font faigner copieufement, baigner dans des bains tièdes, frotter avec les émolliens, les huileux, & y joignent les fudorifiques fans purger, faifant feulement précéder deux ou trois lavemens bien purgatifs (*).

Les Efpagnols faignent aux quatre membres, lorfqu'il y a une grande pléthore; ils font vomir trois ou quatre fois; ils donnent enfuite la thériaque dans du vin; on fait le lendemain des incifions, depuis la nuque du col juf-qu'au gras des jambes, & on frotte de deux en deux heures, nuit & jour, la partie incifée avec du karatas, cuit fous la cendre qu'on pile, & dont on ex-prime le fuc. Si les incifions fe cicatri-fent, il faut renouveler.

(*) *Ibid.* page 163.

Enfuite

Ensuite (*) les Nègres font infuser dans six à sept pintes de jus de citron, des racines de verveine puante & d'herbe à chiques, coupées par morceaux, de chacune une poignée ; on en frotte le malade depuis la tête jusqu'aux pieds. A cette friction en succède une autre faite avec une lessive de cendres, dans laquelle on fait fondre la moitié d'une brique de savon, & on ajoute une bouteille de taffia. Après cette seconde friction, on en fait une troisième avec le mélange de graines de palma-christi boucannées, c'est-à-dire, rôties & pilées dans une ou deux livres de mantaigue (65) fondue. Toutes ces frictions se font alternativement, de façon que le malade ne reste point en repos, & que le corps est toujours humide. Pour obliger le malade

---

(*) Page 165, *Desportes*, ibid.

(65) Mot qui signifie du *sain - doux*, pris des Espagnols à qui l'Isle de Saint-Domingue entière a d'abord appartenu.

V.

à *SOUFFRIR PATIEMMENT toutes ces frictions*, on l'attache à une échelle, & à mesure qu'un membre (*) entre en contraction, on le lie dans l'attitude où la violence du mal le met, & on le frotte plus qu'un autre. Lorsque le malade paroît trop fatigué, on le détache & on lui permet de s'asseoir, sans d'ailleurs suspendre les frictions, & dès qu'il est un peu reposé, on le remet sur l'échelle.

Après avoir rapporté ces moyens, aussi extravagans qu'inhumains, & quelques autres du même genre, Desportes ajoute (**) : *On doit juger, par cet échantillon, de la pratique des Nègres.* Et, comme s'il se repentoit de ces deux mots d'incertitude sur ces *barbaries*, il reprend en disant : *Cette méthode, au reste, m'a paru être bonne pour les spasmes, & l'être d'autant plus, qu'elle s'accorde avec les indications qui convien-*

_____

(*) Page 166, *Desportes*, *ibid.*

(**) Page 167, *ibid.*

nent; mais, comme elle est remplie de variations inutiles & fort embarras- santes, je l'ai réduite à des opérations plus simples; sauf à chacun de suivre celle qu'il jugera à propos.

Ayons encore le courage d'examiner ce que *Desportes* entend par sa *méthode réduite*; &, pour cet effet, continuons de le copier mot à mot, afin de met- tre le Lecteur en état d'en juger lui- même.

Un Négociant du Cap fut tout-à- coup attaqué d'une violente contraction à la nuque du cou & aux vertebres du dos, & d'un resserrement de mâchoire: il prit pendant trois jours une tisane faite avec une demi-once de séné, une demi-livre de casse, une poignée de feuilles du petit médicinier & une once de sel d'ep- sum; dans le premier verre quatre grains d'émétique, & dans chacun des autres quinze grains de poudre de cornachine, trois heures d'intervalle entre chaque prise, & du thé avec l'anis pour bois-

son. On fit les cataplafmes & embrocations que voici :

Prenez feuilles & tiges de pois puants,
de grande fauge, d'apiaba, de franc-
bazin, de verveine puante, d'épinards
& de çalebaffe mufquée, du manioc fraîchement grugé, & légèrement exprimé,
& du tabac en corde coupé par morceaux, de chacun une bonne poignée ;
du favon une livre, du fel ammoniac une
once. Faites bouillir, fondre, & cuire
le tout dans parties égales d'eau & de
vin blanc : paffez & exprimez cette décoction, dont le marc, après avoir
été paffé, fervira pour un cataplafme
qu'on appliquera fur toutes les parties
qui paroîtront les plus tendues, & qu'on
renouvellera de deux en deux heures ;
faifant précéder auparavant de fortes
frictions pendant une demi - heure avec
la décoction. On terminera par une
légère friction faite avec la diffolution
de quinze grains d'opium dans un verre
de la même décoction.

*Au bout de trois jours le mal diminua,
de façon qu'on s'en tint aux fimples embrocations.*

Ces deux Ordonnances font fi furchargées, que, dans le plus grand nombre des cas, les convulfions étant générales, le malade feroit mort avant qu'il
eût été poffible de réunir une fuffifante
quantité de ces plantes (de propriétés
diverfes), pour en faire des cataplafmes de
la grandeur des parties *affectées* de fpafmes, & les renouveler toutes les deux
heures, comme le prefcrit *Defportes* (66).

L'abus le plus funefte de l'une & de
l'autre de ces méthodes, eft de perdre
des momens précieux qui devroient être

____

(66) Toutes ces Ordonnances font tellement compliquées, qu'il n'eft pas néceffaire d'avoir exercé la Médecine dans les Colonies, & qu'il fuffit de le lire pour
juger, comme je l'ai démontré, page 221 & fuivantes,
(*Obfervations générales* ,) qu'elles font impoffibles à exécuter.

employés à faire des remèdes convenables.

Les tisanes, les cataplasmes & les embrocations employés par les Nègres, ne peuvent convenir dans aucune espèce de *tétanos* ; mais le *séné* , le *petit médicinier* , le *sel d'epsum* , l'*émétique* & la *poudre cornachine*, prescrits par *Desportes* dans des contractions musculaires, assez fortes pour rompre quelquefois les os les plus compactes (*), ne peuvent qu'augmenter ces désordres & hâter la fin de ces malheureux.

Plus l'irritation est grande, & plus il est important d'insister sur les anodins, les adoucissans & les calmans, & d'augmenter la dose de l'opium. C'est, au contraire, alors que *Desportes* a recours aux remèdes les plus violens; voici ses propres expressions : *Quand les malades ne peuvent avaler , il faut les vider par le*

(*) *Voyez* sur ce sujet l'exemple rapporté par *Desportes* lui-même, page 171 , II. vol.

secours des forts lavemens, faits avec le séné, la casse, la coloquinte bouillie dans l'eau de mer, & employer quelquefois le vin émétique, car la constipation est étonnante dans cette maladie (*).

Ce sont les mêmes substances que *Desportes* conseille d'employer en lavemens dansla colique du Poitou,avec cette différence que dans la circonstance dont nous parlons, il ne détermine pas leur quantité, ce qui devient encore plus embarrassant pour le jeune Médecin. Mais ces remèdes violens sont aussi contraires à toutes les espèces de *tétanos*, qu'à la colique du Poitou ; c'est pourquoi je me suis élevé contre leur administration. J'ai même conseillé de proscrire de la médecine le vin émétique (**).

Quelques malades attaqués du *tétanos* essentiel, assez vigoureusement consti-

---

*, Page 169, II. vol.

(**) On peut voir par quels motifs, pages 230 & suivantes de mes Observations générales.

V 4

tués, comme le Négociant du Cap, cité par *Desportes*, pour avoir résisté au mal & aux remèdes (67) lui en ont tellement imposé, qu'il conseille le même traitement pour toutes les espèces de *tétanos*. C'est ainsi que d'erreurs en erreurs, il est continuellement en contradiction avec lui-même. Une des plus frappantes est d'oublier qu'il a dit formelle, page 158 : *Il (le spasme) est également mortel à la suite d'une plaie, du moins je n'ai encore vu personne en réchapper : Vulneri convulsio superveniens lethalis;* & d'avancer ensuite, page 167, en parlant des remèdes des Nègres, malgré leur non-succès: *Cette méthode m'a paru être bonne pour les spasmes, & l'être d'autant plus, qu'elle s'accorde avec les indications qui conviennent.*

Loin de consacrer par l'impression

______

(67) L'expérience démontre qu'il en seroit guéri un plus grand nombre, s'ils eussent été livrés à eux-mêmes, sans autres secours que ceux de la nature.

ces pratiques dangereuses, ces monu-
mens d'ignorance, un homme habile,
pénétré des devoirs de son état, se fût
empressé d'éclairer les Administrateurs
généraux & le Ministère public sur des
abus d'une telle importance. Il auroit
sollicité de leur justice & de leur humanité une loi par laquelle il eût été dé-
fendu aux gens de couleur de traiter le
tétanos, & de pousser leur ignorance
grossière jusqu'à torturer les malades attaqués de *spasmes*, en les attachant sur
des échelles. Eh! qui mieux que le Médecin du Roi peut, dans ces occasions
affligeantes, aller aux secours des ima-
ginations foibles & des ignorans! C'est
ainsi que le Conseil Souverain du Cap
a eu la sagesse de rendre un Arrêt, le
16 Mai 1786, qui interdit le magné-
tisme aux gens de couleur.

Nous terminerons ce Chapitre par observer que dans un cas grave (une fracture compliquée de plaie) M. *Serusier*,
Chirurgien - major de l'hôpital militaire

de Cherbourg , vient tout récemment d'obtenir le plus grand succès , en portant la dose du *Laudanum* liquide de *Sydenham* jusqu'à cent vingt gouttes.

Il est à observer que M. *Serusier*, pendant son service à l'hôpital de Brest , dans la dernière guerre, a été témoin des succès que M. *Billard*, Chirurgien - major en chef de ce département, a obtenus par l'opium à très-forte dose dans le traitement du *tétanos* survenu tant à la suite des grandes blessures, qu'à la suite des amputations.

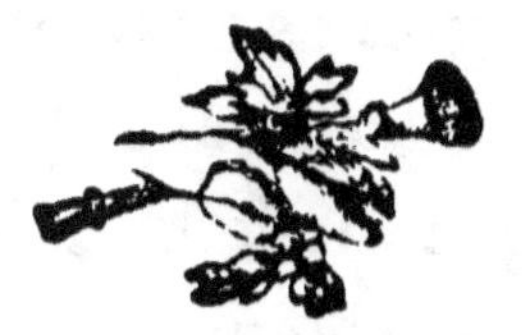

CHAPITRE IX.

Moyens de prévenir le Tétanos, mal de mâchoire des nouveau-nés.

D'APRÈS les caufes auxquelles nous avons rapporté le *tétanos* des nouveau-nés (*), l'on ne fauroit trop recommander aux propriétaires des Nègres ou à leurs repréfentans, ainfi qu'aux Médecins & Chirurgiens, chargés de veiller à la confervation de ces infortunés, de vifiter fcrupuleufement, tous les huit jours, les Négreffes groffes, pour s'affurer fi dans cet intervalle il ne s'eft point déclaré quelque maladie, fur-tout du genre des vénériennes, parce qu'il eft indifpenfablement néceffaire d'en faire le traitement pendant la groffeffe, afin

(*) *Voyez* le Chapitre III de cet Ouvrage.

d'éviter que les enfans ne viennent au monde dans l'état affreux dont nous avons parlé plus haut (*).

Ici l'humanité & l'intérêt se réuniffent pour inviter les propriétaires & leurs repréfentans à n'occuper les Négreffes groffes qu'aux travaux les moins pénibles, fur-tout pendant les derniers temps de leur groffeffe, & à les faire paffer, dès l'inftant que les premières douleurs fe déclarent, dans la falle particulière dont nous avons tracé la conftruction & la diftribution (68).

(*) *Voyez* le Chapitre III de cet Ouvrage.

(68) *Voyez* le Chapitre VI de cet Ouvrage. Cette falle peut être partagée par une cloifon en deux pieces égales, dans l'une defquelles on placera les lits deftinés à recevoir les malades gravement bleffés, & ceux pour lefquels on aura à craindre le *tétanos effentiel* ; dans l'autre, les lits pour les femmes en couches. Cette diftribution fera d'autant plus facile à exécuter, qu'elle n'occafionnera aucune augmentation de dépenfe, attendu que les bleffés & les femmes en couches ont toujours befoin d'un logement féparé.

D'après mon expérience à l'Hôpital du Roi, au Cap,

Si le moment de l'accouchement ar‑
rive avant qu'on ait eu le temps de
guérir les fymptômes vénériens , on peut
en toute sûreté , dès que la fièvre de lait
fera terminée , reprendre l'ufage de la
panacée mercurielle à la dofe de deux
grains par jour.

Pendant & après l'accouchement , il

Ifle Saint-Domingue , j'eftime qu'une falle de cinquante
lits fuffira en temps de paix , pour les bleffés tant de la
garnifon de cette ville que des vaiffeaux du Roi en fta‑
tion. L'étendue de cette falle & le nombre de lits né‑
ceffaire dans chacun des établiffemens Européens , fitués
entre les tropiques , doivent toujours être proportionnés
à la quantité des troupes & des vaiffeaux deftinés à les
conferver & à les défendre.

Il en eft ainfi des habitations des particuliers. Par
exemple , une falle de dix lits fera fuffifante pour une
habitation de cent Nègres ; de feize lits , pour deux
cents , &c. Cette proportion eft relative auffi à la nature
des travaux & des accidens auxquels les hommes font
expofés ; parce que , plus les maux font multipliés , plus
les fecours doivent l'être. On peut voir , note 31 , page
236 des maladies des Nègres , les fuccès que j'ai obtenus
en faifant faire le fervice des malades en ma préfence ,
dans les occafions de furcharge exceffive.

eſt néceſſaire, autant pour la mère que pour l'enfant, de tenir jour & nuit l'air de l'appartement au même degré de température, & qu'à cet effet le thermomètre ſoit toujours au terme moyen de la chaleur du lieu où l'on ſe trouve, comme nous l'avons obſervé pour les grands bleſſés.

Pour mettre les Propriétaires, Gérans, Economes, ou autres Adminiſtrateurs d'habitation, les Médecins & les Chirurgiens à portée de juger de l'importance de cette obſervation, examinons avec eux quel eſt entre les tropiques le degré de la chaleur naturelle du corps humain. L'expérience démontre qu'elle eſt du trente-unième au trente-troiſième degré, thermom. de *Réaumur*. Elle varie dans l'état de ſanté d'environ trois degrés au-deſſus & trois degrés au-deſſous, ſelon les tempéramens, les diverſes latitudes & la poſition des lieux; mais dans les maladies de ces climats brûlans, la chaleur morbifique élève de cinq, six , sept & huit degrés la liqueur du thermometre ; je l'ai même observée dans les fièvres inflammatoires qu'éprouvent les nouveaux venus d'Europe , au-dessus du quarante-deuxième degré.

Le libre exercice des fonctions dépend de la régularité du mouvement intestin & progressif des liqueurs ; la chaleur, par le développement des particules ignées, l'accélère & le précipite ; le froid par son astriction le ralentit. Dans la circonstance actuelle, la mère & l'enfant n'ont besoin que d'une chaleur douce , égale & modérée, pour faciliter la circulation, & rendre leurs humeurs plus *coulantes.*

Le froid & le chaud étant également contraires, il est encore essentiellement utile que les Médecins, les Chirurgiens, les Propriétaires & les Administrateurs se transportent, indépendamment de leurs visites ordinaires, dans la salle des femmes en couches, à des heures où ils ne sont point attendus, afin de s'assurer par cette furveillance, que la liqueur du thermomètre eft maintenue au terme moyen de la chaleur du lieu, qu'ils auront foin de déterminer chaque jour.

Il n'eft pas moins important de veiller à ce que l'enfant rende fon *méconium*, fur-tout s'il eft né de parens mal-fains, avec la face terreufe & la peau deſſéchée, ce qui n'arrive que trop fouvent.

Quoique le lait de la mère, un peu acide dans les premiers jours de l'accouchement, foit ordinairement fuffifant pour détacher des inteftins cette matière graffe & noirâtre ; il eft quelquefois néceſſaire, fur-tout fi l'enfant a des tranchées, de favorifer cette féparation, en lui faifant prendre tous les jours une demi-cuillerée d'huile de *Palma-Chrifti*, dont on peut même continuer l'ufage jufqu'à ce que les tranchées foient ceffées, & que les excrémens aient pris la couleur qu'ils doivent avoir.

Lorfque les tranchées font opiniâtres, j'adminiftre avec beaucoup de fuccès au

nouveau-

nouveau-né trois, quatre & cinq gouttes de *laudanum de Sydenham* dans une ou plusieurs cuillerées du lait de la mère, ayant attention qu'il soit tenu bien couvert. Par ces moyens, il survient une douce transpiration, & toute espèce de crainte se dissipe.

CHAPITRE X.

Traitement du tétanos des enfans.

Lorsqu'on a négligé de prendre les précautions que je viens d'indiquer, ou qu'elles ont été insuffisantes, l'enfant fait des difficultés pour prendre le mamelon ; ses cris augmentent, ses mâchoires se serrent l'une contre l'autre par la contraction des muscles, sur-tout des *crotaphytes* & des *masseters*. Bientôt il ne peut plus prendre que quelques gouttes de liquide dans une cuiller. Cependant, comme ces accidens se succèdent graduellement , il faut , avant que les muſcles du goſier ſoient attaqués de ſpaſmes, s'empreſſer d'augmenter la doſe du *laudanum de Sydenham*, ou de l'opium ſavonneux, préparés de la manière que je l'ai indiqué.

Dès que les difficultés de la déglutition ſe manifeſtent , il faut adminiſtrer ce remède en lavement, avec l'attention, comme nous l'avons obſervé , d'augmenter la doſe de moitié. On en fait auſſi des applications à la plante des pieds de l'enfant , proportionnant toujours, je le répète, la quantité du remède à ſon âge, à ſa force, & à l'intenſité des accidens.

Par ces moyens , on peut , dans le plus grand nombre des cas, eſpérer des ſuccès dans tous les pays du monde. Le fait ſuivant en eſt une preuve très-récente.

M. le Breton , Maître en Chirurgie, de qui j'ai déja parlé avec éloge dans cet ouvrage, connoiſſant depuis long-temps ma manière de traiter le *tétanos*, vient d'en faire l'application la plus heureuse, au mois de Février 1787, à Paris, rue de la Tonnellerie, sur un enfant (*) âgé de neuf ans, attaqué de l'*opisthotonos*, dans lequel les muscles extenseurs de la tête, du cou & du dos étoient contractés d'une telle force, que l'enfant, roide de la tête aux pieds, avoit la tête renversée en arrière, au point que la glande *Thyroïde* en étoit considérablement gonflée, & formoit une espèce de goëtre.

M. le Breton dans ce traitement a insisté sur les bains tièdes, qui en relâchant ont procuré quelque soulagement à l'enfant. Mais il rapporte avec raison sa guérison à douze grains d'*opium savonneux*, qu'il a administrés en quatre jours. Il est à observer que cet enfant, après les trois premiers grains d'*opium*, préparé de la manière que je l'ai indiqué, n'a pas eu plus de sommeil qu'à

____

(*) Du Sieur Jazeran.

l'ordinaire; que ce remède a seulement procuré & entretenu une douce moiteur, à la suite de laquelle les muscles se sont relâchés, la tumeur de la gorge s'est dissipée par degrés, & l'enfant a été guéri en quatre jours.

CONCLUSION.

Je ne me suis point arrêté dans cet Ouvrage à relever en détail les erreurs & les méprises des Auteurs qui ont écrit sur le *tétanos* ; à démontrer l'insuffisance, l'inutilité ou les dangers d'un grand nombre de remèdes & de moyens employés pour combattre cette maladie, quoique ces moyens & ces remèdes fassent la base de plusieurs Ouvrages modernes. En traitant de chaque espèce de *tétanos* en particulier, des moyens de les guérir, &, ce qui est infiniment plus utile, d'en prévenir l'invasion, j'ai rempli, autant que la nature du sujet a pu me le permettre, la tâche que je m'étois imposée.

Il réfulte de cette multitude d'obfervations qu'un grand nombre de faits m'ont fournies pendant une expérience de plus de trente années,

1°. Que le *tétanos* attaque indiftinctement dans les quatre parties du monde, les hommes de tout âge, de tout fexe & de toute couleur.

2°. Qu'il faut diftinguer deux fortes de *tétanos*, l'un que j'appelle *effentiel*, & l'autre *accidentel*.

3°. Que la caufe première ou immédiate du *tétanos effentiel*, n'eft autre chofe que le paffage rapide du chaud au froid, dans les grandes variations atmofphériques; & la fuppreffion de la tranfpiration qu'occafionne cette impreffion.

4°. Que le *tétanos accidentel*, auquel cette caufe eft commune, reconnoît pour caufes prédifpofantes l'extrême fenfibilité du genre nerveux, & l'irritation occafionnée par toute efpèce de bleffures, de léfions ou d'opérations de Chirurgie.

5 . Que le *tetanos* des enfans ou *mal de mâchoire*, a, comme le *tétanos eſſen- tiel*, pour caufe immédiate l'impreſſion fubite foit de l'humidité, foit des varia- tions atmofphériques.

6°. Qu'entre tous les moyens de pré- venir le *tétano*, le premier eſt, dans tous les pays du monde, de fe prémunir conſtamment contre les variations fubi- tes de l'atmofphère, d'éviter avec le plus grand foin tout ce qui peut occafionner la fuppreſſion de la tranfpiration, & d'employer au contraire tous les moyens qui peuvent entretenir l'égalité de cette excrétion.

7°. Qu'indépendamment de ces moyens préfervatifs, il faut rejeter dans le trai- tement des plaies & des bleſſures de tous genres, toute efpèce de fpiritueux & d'irritans quelconques ; s'abſtenir, le plus qu'il eſt poſſible, de faire ufage de l'inf- trument tranchant, principalement entre les tropiques, & apporter les plus gran- des précautions aux bleſſures, même les plus légères en apparence, telles que les piquûres aux pieds, &c.

8°. Que les moyens de préserver les enfans du *tétanos, mal de mâchoire,* consistent essentiellement dans les précautions qu'exige la grossesse des mères & l'accouchement, & dans tous les soins que la nature & l'humanité peuvent inspirer pour mettre les nouveau‑nés à couvert de tous les accidens auxquels leurs tendres organes sont exposés dès les premiers instans de leur naissance, & pendant les premiers temps de leur enfance.

9°. Enfin, que le seul remède propre à combattre victorieusement toute espèce de *tétanos*, est l'opium (69), sous forme

____

(69) Ce que nous avons dit de *Desportes* (Chap. VIII) sur l'usage des purgatifs, sur-tout des *drastiques*, dans le traitement du *tétanos*, est entièrement applicable à quelques modernes, qui continuent de les employer & de leur attribuer les effets de l'opium qu'ils administrent en même temps; sans considérer que dans cette circonstance l'opium qu'ils donnent à forte dose, triomphe

liquide ou solide. La saignée, les vomitifs, les minoratifs, le camphre, le musc, les lavemens, les bains tiédes, les épithêmes, les embrocations d'huiles douces, & particulièrement d'huile de navets, ne font que des ressources secondaires & circonstancielles.

Mais, je le répète, quelque bien démontrés que soient les succès de l'opium

---

à-la-fois par ses vertus sédatives & calmantes, de la maladie & de l'effet directement contraire des purgatifs.

Mais s'il est hors de vraisemblance qu'un Médecin instruit tombe dans de pareilles erreurs, que peut-on penser de ceux qui osent les publier ?

Il en est ainsi des frictions mercurielles & de l'opium administrés en même temps. Ces deux remèdes vont si peu ensemble, que les Médecins expérimentés s'interdisent absolument, sur-tout entre les tropiques, l'usage des mercuriels dans le traitement des maladies vénériennes, tant que la fièvre subsiste.

D'après cela, s'il est vrai que quelques malades attaqués de mouvemens spasmodiques, que l'on a pris ou voulu prendre pour le *tétanos*, ont été guéris par l'usage de ces deux remèdes, c'est incontestablement à l'opium que cet avantage doit être attribué.

par un très-grand nombre de cures opérées dans toutes les parties du monde,
le Médecin ne sauroit trop s'assurer de
la bonne qualité & de la préparation de
ce remède, & épier trop attentivement
l'instant de l'administrer.

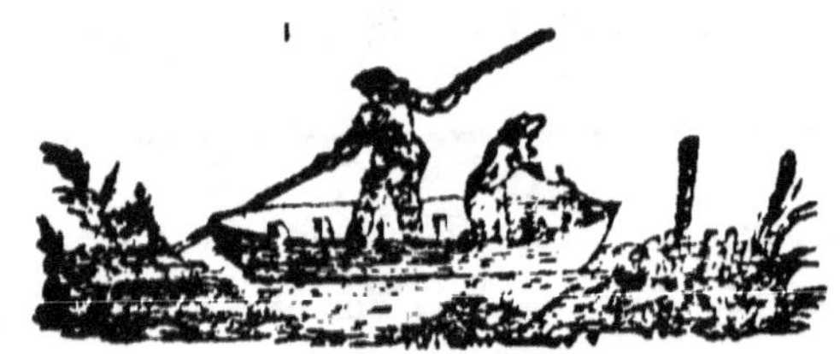

OBSERVATIONS

Sur la santé des femmes enceintes entre les tropiques ; leurs maladies aux différentes époques de cet état ; l'accouchement & ses suites ; la naissance & la conservation des enfans nouveau-nés, jusqu'à l'adolescence.

CONCEPTION.

PARMI les maux qui enlèvent entre les tropiques les enfans de couleur nouveau-nés, il en est peu que ces infortunés ne tiennent de leurs pères & mères. En effet, tous les vices du corps, je dirois presque aussi tous les vices de l'ame, se transmettent, se perpétuent par la génération.

La lymphe prolifique prenant sa source

dans le sang, si la masse générale des liqueurs est infectée de quelque levain morbifique, il est impossible que l'esprit vivifiant, qui circule dans les nerfs, n'y participe.

Alors l'embryon, cette production de l'homme dégénéré, est à peine formé, qu'il partage ses vices & expie ses fautes; c'est une victime innocente qui ne se montre que pour disparoître aussi-tôt, ou pour traîner une existence infirme & languissante.

De-là cette foible constitution que la plupart des enfans apportent en venant au monde ; de-là cette disposition à toutes les maladies , aux convulsions , au *tétanos* lui-même qui en moissonne un si grand nombre , principalement dans les climats de la zone torride.

Chefs des nations , arbitres des sociétés , qui , frappés du nombre de ces victimes , cherchez les moyens de rendre aux sources de la réproduction de l'espèce humaine leur pureté originelle, mettez fin à l'oppreſſion & à la miſère d'où naiſſent le découragement & l'aviliſſe-ment ; établiſſez de bonnes loix, de ſa-ges inſtitutions ; favoriſez les lumières, les connoiſſances ; & l'homme devenu vertueux & éclairé trouvera déſormais ſon bonheur à donner le jour à une poſ-térité nombreuſe & durable.

Mais il ne ſuffit pas que l'homme & la femme ſoient également ſains ; il faut encore que leurs corps ſoient d'âge, de grandeur, de groſſeur, proportion-nés, pour que les fruits de cette union ſoient bien conformés, fortement conſ-titués, & capables de réſiſter aux diver-ſes impreſſions dont la plupart des nou-veau-nés ſont ſuſceptibles.

Mais comme cette bonne conſtitution de l'homme doit être préparée dès les premiers inſtans de ſon ſéjour dans le ſein de la mère, fortifiée enſuite & affermie par un bon lait ; nous allons entrer ici, en faveur des jeunes Méde-cins, des pères de famille & des chefs d'habitations, dans quelques détails tant fur les devoirs de la femme enceinte, & ceux des perfonnes qui l'entourent, que fur les qualités d'une bonne nourrice; ce qui donnera lieu à quelques réflexions fur la fageffe & la prudence qu'exigent les accouchemens & leurs fuites.

GROSSESSE.

Le fort de l'embryon étant attaché à celui de la femme, qui en eft dépofitaire, il eft de la dernière importance de prévenir tout ce qui peut agiter trop vivement la femme enceinte, la troubler, la faifir, principalement les grandes paffions de l'ame, telles que l'envie, la jaloufie, la colère, le défefpoir, &c. qui peuvent bouleverfer toutes les facultés de fon être, & interrompre, en raifon de leur intenfité, la formation & le développement de l'embryon, ou brifer la chaîne tendre qui les unit l'un à l'autre.

La femme enceinte évitera donc avec soin tout ce qui peut altérer le sang & les esprits. Dans les révolutions subites, les fluides ne cédant point assez promptement à l'impétuosité imprévue des oscillations des fibres, ils s'embarrassent, s'arrêtent quelquefois tout-à-coup, ou bien venant à refluer à grands flots à l'intérieur, ils renversent l'ordre & l'équilibre de l'économie animale (1).

---

(1) Le célèbre Van Swieten a connu une femme qui, après avoir dormi fort tranquillement pendant que le feu étoit dans son quartier, fut tout-à-coup saisie, en apprenant cette nouvelle, de tremblemens & de défaillances, suivis d'une perte de sang & de l'avortement d'un fœtus de quatre mois.

En 1757, le feu ayant pris dans les magasins du Port de Rochefort, Mme la Marquise de Turpin, fille du Lieutenant-Général qui y commandoit alors, grosse de sept mois & demi, fut tellement affectée de la crainte que tout l'arsenal ne fût incendié, que les douleurs de l'accouchement la prirent & ne cessèrent qu'après qu'elle eut appris que la communication du feu ayant été coupée, il n'y avoit plus à craindre pour le Port. Mais les douleurs revinrent tous les soirs à pareille heure jusqu'au jour de l'accouchement, qui cependant n'en fut pas moins heureux.

Parmi les caufes des révolutions qui peuvent ouvrir l'orifice interne de la matrice, ou décoller le *placenta*, les plus fréquentes entre les tropiques font la *percuffion* du ventre, les médecines âcres, & quelquefois les faignées ordonnées fans néceffité, fur-tout chez les femmes d'un tempérament humide & pituiteux. Cette évacuation, loin de remplir, dans cette circonftance, l'objet qu'on fe propofe, rompt l'équilibre entre les folides & les fluides, & caufe l'avortement ou une maladie qui y conduit.

La raifon & l'expérience impofent à la femme groffe la loi de ne faire ufage que d'alimens fains, propres à développer & étendre fans efforts les organes du fœtus, d'éviter avec le même foin les effets d'une réparation trop fréquente, comme ceux d'une nourriture infuffifante ou rébelle aux puiffances de l'eftomac.

Pendant la groffeffe, les femmes doivent entretenir leur ventre libre, fi elles

ne vont pas naturellement une fois le jour
à la garde-robe ; afin d'éviter les désordres
que les excrémens endurcis & les vents retenus pourroient causer. Pour cet effet,
les alimens flatueux & ceux qui fermen-
tent trop , doivent leur être intredits,
parce que *l'abdomen* distendu gêneroit
leur respiration & presseroit le fœtus (2).

La femme n'est jamais si susceptible
des impressions atmosphériques , que
lorsqu'elle est enceinte : aussi , pour éviter que la transpiration insensible ne soit
arrêtée ou détournée , doit-elle s'exposer le moins qu'il est possible au grand
vent & à l'humidité. La matière de
cette excrétion se trouvant retenue ,

----

(2) Dans tous les pays de l'Univers , la femme grosse
& la nourrice doivent s'abstenir de tout aliment gras,
pesant, salé , irritant , visqueux , poivré ou âcre , & sur-
tout de l'usage immodéré des liqueurs fortes , considé-
rées avec raison comme un poison actif pour le fœtus
dans la matrice , & les enfans à la mamelle. Le chyle
qu'ils reçoivent de ces boissons de *feu* , produit des sucs
calcinés qui les rendent languissans, ou les détruisent.

prend

prend bientôt une difpofition vifqueufe & âcre, qui, reforbée par la voie de la circulation, gâte & infecte toute la maffe des humeurs ; influe fur l'embryon, & prépare dès - lors cette complexion valétudinaire que la majeure partie des enfans apportent en naiffant , & que l'âge corrige rarement.

Pour favorifer le libre exercice de fes fonctions, le bon état de fes nerfs , en régler & maintenir les mouvemens, la demeure de la femme groffe doit être entretenue dans une grande propreté. En un mot, on doit veiller à fon moral & à fon phyfique , afin d'affermir fa fanté, & qu'elle puiffe amener à maturité le fruit qu'elle porte.

Quelqu'aveugle que nous paroiffe l'inf-tinct des animaux, il eft, dans cette cir-conftance, plus pénétrant & plus fûr que notre raifon.

Les prérogatives dont jouiffent les fe-melles pendant qu'elles portent, font le prix de leur continence & les attributs conſtans de leur modération & de leur retenue. Il n'en eſt pas une parmi elles, dont les mouvemens ne ſoient moins impétueux dans cet état, qu'auparavant. Suivant en tout le vœu de la nature, elles ne ſe permettent rien qui puiſſe en altérer ou détruire le dépôt. Ne craignons pas de le répéter, une conduite prudente & ménagée eſt auſſi néceſſaire à l'accouchement heureux, que les veilles, la lubricité, les paſſions ardentes, les exercices violens y ſont contraires & pernicieux.

D'un autre côté, il ſeroit imprudent & dangereux que la femme, devenue enceinte, paſſât tout-à-coup d'une vie très-active à un état d'inaction. Loin de ſe livrer à des changemens trop ſubits, elle doit au contraire être très-circonſpecte à cet égard ; & ſur ce point, comme ſur pluſieurs autres, ſe conformer à la coutume (3) du pays & du lieu

____

(3) J'entends par coutume, celle que la prudence a

où elle se trouve , au moins jusqu'à ce que le *placenta* ait pris assez de volume pour se soutenir par ses racines. Elle doit également, je le répète, être toujours en garde contre les passions, dont le propre est de renverser l'harmonie de nos fonctions, & dont il est nécessaire de tempérer les excès, ou de diviser le foyer lorsqu'elles sont fortes ou peu variées. Il seroit à desirer que l'ame d'une femme enceinte ne fût jamais affectée qu'agréablement ; que chaque jour elle n'éprouvât que des sensations délicieuses ; afin que l'esprit nerveux, ce fluide conservateur, mû facilement & modérément, portât ses bons effets dans tous les viscères, & entretînt cette aisance, cette régularité des fonctions, qui constituent la bonne santé.

---

consacré ; car les abus, même les plus funestes, passent quelquefois en usage.

ACCOUCHEMENT ET SES SUITES.

Après avoir parlé des difpofitions requifes entre les pères & les mères, de la conduite & du régime de vie qu'une femme doit obferver depuis l'inftant qu'elle aura conçu, jufqu'au dernier terme de fa groffeffe ; voyons par quelle voie l'enfant, après avoir rompu fes liens, quitte fa prifon, s'offre aux regards des hommes, & fe trouve dépendant de leur intelligence ou de leur mal-adreffe. En vain on aura veillé à la confervation du fœtus pendant la groffeffe, fi un feul moment d'imprudence peut le faire périr dans l'accouchement, ou difpofer fon corps à devenir infirme ou difforme.

Celui-là feul qui connoît bien la marche & les loix de la nature dans l'enfantement, fait quand il faut l'aider, & quand on doit lui abandonner ce travail.

C'eft à regret que nous nous voyons forcés de dire combien il eft rare de

trouver entre les tropiques des Accoucheurs & des Accoucheufes en état d'exercer cette branche de l'art, fi effentiellement utile. Laffés de voir fouffrir , ils
cherchent à foulager , & , trop fouvent,
des efforts indifcrets , des erreurs accré-
ditées rendent tel accouchement difficile
& laborieux , qui , avec plus de prudence
& de capacité , eût été l'accouchement
le plus fimple & le plus conforme au vœu
de la nature.

Le premier objet effentiel eft de diftinguer les vraies douleurs d'avec les
fauffes. Entre les tropiques, la nature fe
fuffit prefque toujours dans le véritable
travail , & elle le conduit ordinairement
avec tant de fuccès , elle fait fi bien
profiter des inftans , éloigner les obf-
tacles , s'arrêter à propos, produire des
mouvemens favorables , exciter des douleurs utiles, qu'il eft prefque toujours
imprudent de les provoquer, fur - tout
lorfque l'enfant fe préfente par la tête.
C'eft principalement dans cette circonf-

Y 3

tance, que les efforts prématurés deviennent dangereux & meurtriers. Dans le zones tempérées même, où la fibre est incomparablement plus forte, plus consistante, nous avons des exemples de fœtus arrêtés au col de la matrice, & qu'avec de la patience & de la prudence on a tirés heureusement après cinq ou six jours de travail; tandis que l'accouchement le plus long que j'aie vu entre les tropiques, n'a été que de trente-huit heures.

Voici le fait :

La Négresse nommée *Suzon*, de l'habitation Desglereaux, du quartier Morin, Isle Saint - Domingue, a environ trois pieds de haut, & est affectée d'une gibbosité considérable, qui lui élève le *sternum* presque jusqu'au menton. Cette difformité n'empêcha pas qu'elle ne devînt grosse, en 1779, du fait d'un jeune Nègre, d'une taille de plus de cinq pieds six pouces. Mais, dès le cinquième mois, le volume de la matrice repoussoit tellement le diaphragme, & celui-ci les pou-

mons, que les mouvemens d'infpiration
& d'expiration fe faifoient avec une très-
grande difficulté. La circulation en étoit
gênée, au point que quelquefois l'on
fentoit à peine les battemens du pouls.
La faignée ne foulageoit la malade que
pour une quinzaine de jours : de forte
que je fus obligé de faire faire huit faignées à *Suzon* dans les quatre derniers
mois de fa groffeffe. Il faut obferver que
cette Négreffe, ainfi contrefaite, a cependant le baffin affez bien conformé ; mais,
en confidérant le volume exceffif de fon
ventre, les accidens qu'elle avoit éprouvé
dans fa groffeffe, & fur-tout la grandeur,
la force & la vigueur du père de l'enfant, je m'étois perfuadé que l'opération céfarienne étoit indifpenfable. Tous
les efprits y étoient préparés ; mais quelle
fut ma furprife & ma fatisfaction, lorfque je vis, comme dans tous les accouchemens naturels, les eaux, par leur
effort continuel, s'engager peu à peu avec
les enveloppes, en forme de coin, dans

l'orifice de la matrice ; & les contractions fucceffives de ce vifcère pouffer
avec une lenteur fage & graduée la tête
de l'enfant, qui, d'une part, prenant la
forme oblongue , autant que la confiftance de fes os le permettoit, fe moula au
paffage , & de l'autre , écarta avec la
même fageffe & la même lenteur les os
pubis (4) , ainfi que cela fe paffe chez les
femmes.

. A mefure que cette heureufe grada-
tion devenoit plus fenfible , & que le
travail avançoit , la tête de l'enfant, dans
toutes les contractions de la matrice,
continuant fes mouvemens pour fe mou-
ler au paffage , s'engageoit peu à peu
dans le détroit inférieur du baffin. A peine
eus-je manifefté , contre mon pronoftic,
la flatteufe efpérance que fans les fecours
de l'art, la nature feroit fuffifante pour

____

(4) Les cartilages , qui uniffent les os des *îles* au *facrum* , fe prêtent auffi & s'étendent dans l'accouchement;
mais moins que le cartilage intermédiaire des os pubis.

rendre *Suzon*, mère d'un enfant vivant, que la joie se répandit sur toutes les phy-sionomies. Ces mots prononcés sans aucune apparence d'inquiétude, ce triomphe prochain des pénibles efforts de *Suzon*, l'assurance qu'ils ne tarderoient pas à la rendre victorieuse, donnèrent, pour ainsi dire, une nouvelle force à son courage; les contractions se rapprochèrent de plus en plus, & elle accoucha heureusement, après trente-huit heures de travail, d'un gros garçon vivant & bien constitué, qu'elle a nourri & élevé.

La situation naturelle de l'enfant dans la matrice est d'un grand avantage sans doute dans cette circonstance; mais si les saignées répétées dans la grossesse & la maladie qui en étoit la suite, n'avoient pas diminué la force musculaire de *Suzon*; que sa fibre eût conservé sa consistance & son action, les parties ne se feroient pas prêtées suffisamment pour permettre la sortie d'un enfant si volumineux & si disproportionné avec sa mère, quelque favorable qu'eût été sa position.

Pendant tout le temps que j'ai resté à *Kourou*, chef-lieu de la nouvelle Colonie de Cayenne (5), j'ai été chargé de l'Hôpital des femmes, dans lequel il y a toujours eu de trente à quarante femmes grosses. Elles y faisoient leurs couches, ainsi que celles du dehors qui n'avoient pas chez elles les commodités nécessaires. Une de ces femmes, attaquée de dyssenterie depuis quelque temps, .& grosse de sept mois, n'avoit encore ressenti aucune douleur de l'enfantement, lorsqu'étant à la garde-robe, ses parties, relâchées par la maladie & le climat, se dilatèrent assez dans une forte épreinte, pour permettre à-la-fois la sortie de l'enfant, du *placenta* & des eaux enveloppées de leurs membranes.

La malade évanouie, ayant à ses pieds

____

(5) Ce temps comprend l'épidémie, dont nous avons parlé dans cet Ouvrage.

une maffe fi confidérable , fortie tout-
à-coup par la vulve , effraya jufqu'aux
fages-femmes , *brévetées du Roi* , éta-
blies infirmières pour m'aider avec un
Aide-Chirurgien, à faire le fervice de
cette falle d'où mon logement n'étoit féparé que par une cloifon. Il étoit midi.
Je rentrois, venant de faire ma vifite
des malades du camp ; j'appliquai fur le
champ des compreffes d'oxicrat froid
fur tout le bas-ventre, afin de faciliter
la contraction & le refferrement de la
matrice. La malade revenue auffi-tôt de
fon évanouiffement, ne croyoit pas être
accouchée. J'ouvris prefqu'au même
inftant les membranes, qui étoient encore
dans toute leur intégrité. Je fis la ligature
du cordon ; l'enfant étoit vivant , mais il
ne vécut qu'onze jours. La mère fe rétablit parfaitement.

Après avoir lié le cordon ombilical
fuivant les règles de l'art, le premier foin
de l'Accoucheur eft de mettre la main
fur le bas - ventre de la femme, pour

s'affurer fi la matrice fe contracte, ou fi elle refte dans l'inertie. Dans le dernier cas, il faut l'agacer, la titiler & même quelquefois appliquer fur le bas - ventre des ferviettes imbibées d'oxicrat froid, ce qui eft indifpenfable lorfqu'il furvient hémmoragie. *Levret*, dans un cas pareil où le danger étoit imminent, fauva la vie de la malade, en introduifant un morceau de glace dans le vagin. Sans cet heureux expédient, la matrice n'ayant pas pu fe contracter, l'accouchée exceffivement affoiblie par la perte qu'elle avoit déja faite, auroit péri d'hémorragie dans le moment même, comme il n'arrive que trop fouvent entre les tropiques, lorfqu'on eft trop preffé de délivrer.

La matrice étant contractée fur le *placenta*, l'Accoucheur met le cordon autour de deux de fes doigts, & porte enfuite l'*index* & le *medius* de l'autre main fur la racine du *placenta*. Alors en ébranlant cette maffe par de petits mouvemens , il la fait defcendre peu à peu dans le fond du vagin.

Si l'on ne prenoit ces précautions, le *placenta* ayant un angle à décrire dans le chemin qu'il a à faire , le cordon ne manqueroit pas de fe rompre. Sur toutes les habitations où j'ai été chargé des accouchemens , les Négreffes attendoient que le *placenta* fût defcendu de lui-même dans le fond du vagin , & ce n'é-toit qu'alors qu'il leur étoit permis de délivrer. Lorfque cette attente fe prolon-geoit trop , l'on m'envoyoit chercher ; mais cela eft très-rarement arrivé , & c'eft en partie à la fageffe de cette mé-thode qu'a été dû l'avantage qu'il ne foit furvenu fur ces habitations aucun acci-dent de ce genre pendant tout le temps que j'ai été chargé de cette partie. Cependant je ne faifois qu'y veiller, ex-cepté dans les cas extraordinaires. Je m'affurois feulement de la partie qui fe préfentoit , & dans l'efpace de près de fept années que j'ai paffées à Saint - Domingue, je n'ai pas été appelé une seule fois pendant la nuit sur les habitations où j'avois établi cette règle.

ALLAITEMENT.

L'enfant nouveau-né n'a pas plutôt franchi le détroit qui l'a conduit à la lumière, qu'il fait une inspiration mécanique, produite par la compression que les eaux de *l'amnios* & les os du bassin ont fait éprouver à la charpente élastique de sa poitrine dans la matrice & au passage.

Cette réaction des côtes donne nécessairement lieu à un vide dans le thorax. L'air s'y précipitant par la bouche & par le nez de l'enfant, le fait ordinairement éternuer par son contact sur la membrane pituitaire.

Ce fluide parcourant la trachée - artère & pénétrant aussi-tôt les filières du poumon, ce viscère jusqu'alors immobile & inerte, sort de son engourdissement; ses vaisseaux affaissés se remplissent & se diftendent ; ceux qui étoient pleins fe dégorgent, portent leur fuperflu dans d'autres canaux ; tous les organes de la refpiration fe foulèvent ; il fe fait un nouvel ordre de circulations ; le corps tout entier eft dans une forte d'agitation qui ne ceffe qu'après que l'air extérieur à pu s'introduire par-tout, & oppofer par fon élafticité une réfiftance égale au poids de l'atmofphère.

Les premiers inftans de l'homme font marqués par fes befoins ; la confervation de fon être dépend néceffairement du concours de foins (6) divers, analogues à lui, & fans lefquels il ne pourroit fe main-

______

(6) Si, comme l'obfervent quelques Accoucheurs, & particulièrement M. *Gauthier*, on ne doit pas trop s'attacher en Europe à ôter le *méconium* extérieur qui couvre l'enfant nouveau-né, on doit, entre les tropiques plus que par-tout ailleurs, abandonner en partie le foin de cette féparation à la nature, & confidérer cet enduit comme une de fes reffources pour garantir de l'impreffion de l'air : la propreté & quelques lotions faites avec l'eau tiède, & une douzième partie de vin, feront fuffifantes pour détacher le refte de cette craffe qui tombera dans les langes, lorfqu'elle ne fera plus utile.

tenir dans l'exiſtence qu'il a reçuë,

Quelques momens après l'accouchement, la matrice étant reſſerrée, & le ſuc laiteux ne pouvant plus y pénétrer, il ſe fait vers les mamelles une révulſion qui dure juſqu'à ce que cette humeur ſe ſoit entièrement logée dans ces nouveaux réſervoirs, & ait commencé à ſe filtrer. Cette liqueur eſt formée pour nourrir l'enfant juſqu'à ce que l'accroiſſement ſucceſſif de ſes puiſſances digeſtives & l'éruption de ſes dents, le mettent en état d'uſer d'une nourriture plus ſolide.

Le lait eſt propre à favoriſer les développemens de l'enfant, ſes fonctions & tout le mécaniſme de ſon être, quand il le tire d'une ſource ſaine.

La ſortie de cette humeur par le ſein débarraſſe la mère d'un ſuperflu qui l'expoſeroit à des accidens graves, & même à des dangers certains, s'il étoit retenu ou mal détourné. (7).

---

(7) Les différences dans les levains digeſtifs de l'eſto-

Le

Le lait acide dans les premiers jours détrempe & détache le reste du *méconium*, prévient les tranchées, nettoie les premières voies, provoque une douce transpiration, dispose le corps de l'enfant à recevoir une nourriture plus consistante; car à mesure que le besoin de se substanter augmente, & que la nécessité des premières évacuations cesse, cette liqueur perd sa qualité purgative, devient plus dense, plus substantielle, & c'est

mac, donnent au lait de chaque femme un caractère individuel. Mais les causes de la perversion de cette liqueur, qui rendent la mère & l'enfant débiles & languissans, tiennent le plus souvent, dans tous les pays du monde, à l'extravagance, à l'absurdité & à la barbarie des usages. Delà les avortemens fréquens ; les couches laborieuses, quelquefois l'oblitération des vaisseaux des mamelles, d'où suit une déviation considérable & habituelle de tous les sucs vers la matrice; indisposition familière aux habitantes des villes, sur-tout à celles d'entre les tropiques, & qui les rend à-la-fois cacochymes, incommodes à leurs maris, inhabiles à la génération, incapables du moins d'en conserver les fruits, & de remplir par conséquent la tâche que la nature leur avoit destinée.

Z

alors qu'elle a toutes les qualités defira-
bles pour fatisfaire à des organes mieux
formés. Les couloirs délicats de l'enfant, fes vaiffeaux tendres, fe ployent,
fe tournent, fe développent, fe fortifient
à mefure que le lait prend plus de confiftance; de forte que la proportion eft
toujours établie, à moins que le lait ne
fubiffe quelqu'altération par le dérangement de la fanté de la mère ; car alors
l'enfant perd fa vigueur, le fluide qu'il
reçoit par la lactation, porte avec lui le
principe des maladies dont la mère eft
atteinte, au lieu de faire germer dans
fes tendres organes la force, la fanté,
& de favorifer par-là le développement
de fon être.

Toutes les fois que le lait eft vicié,
perverti ou corrompu par une caufe quelconque, il faut s'empreffer de détruire
cette caufe. Il eft indifpenfable de donner une autre nourrice à l'enfant (8);

____

(8) Cette néceffité a lieu auffi toutes les fois que la

une nourrice qui ne foit fujette à aucune infirmité habituelle ou périodique, & qui puiffe détruire par un bon lait les levains morbifiques, corriger l'intempérie du fang & régénérer en quelque forte les humeurs.

Il feroit à defirer que la nourrice ne différât de la mère de l'enfant que dans fes mauvaifes qualités, & lui reffemblât dans toutes les autres; que fon âge & fa ftature fuffent à peu près les mêmes; &, quoiqu'il y ait des femmes paffablement bonnes nourrices dès leur dix - huitième année, & d'autres jufqu'à la quarantième, il faut la choifir de vingt à trente ans, parce que c'eft à cet âge que le lait eft dans toute fa bonté & fa plus grande abondance.

Mais c'eft fur-tout dans les climats de la zone torride, qu'il importe de s'affurer qu'une nourrice eft née de parens

---

mère eft d'une habitude peu fucculente, qu'elle eft languiffante & maladive.

Z 2

fains & robuftes, & qu'elle n'a eu dans fon enfance aucune incommodité fufpecte de rachitis, de *fcrophule*, d'épilepfie, &c. attendu qu'elle pourroit en avoir les germes en elle, & les communiquer à fon nourriffon ; il faut également obferver avec le plus grand foin l'état de fes enfans.

La nourrice doit être forte fi l'enfant eft gros, un peu moins, s'il eft délicat, afin qu'il ne s'abreuve pas d'une liqueur trop foible ou trop confiftante.

Les fibres d'une bonne nourrice font folides & fouples, fa chair ferme & fuffifamment colorée (9) ; elle doit être bien conformée, bien buftée, peu ventrue & fans aucune obftruction ni engorgement. Comme la femme enceinte, il eft effentiel

---

(9) La belle couleur du teint provient du mélange exact, & de la bonne qualité des humeurs. La maladie change la peau, quelle que foit la couleur du fujet ; celle des Nègres devient alors d'un rouge cuivré, comme nous l'avons fait remarquer pag. 116, note 21 des maladies des Nègres.

qu'elle ne foit point expofée à des brufque-
ries , à de mauvais traitemens. De quelque
fource que viennent fes chagrins, leur effet
eft toujours de déranger l'ordre des fécré-
tions, de troubler les humeurs & même
de les corrompre.

Il faut autant qu'il eft poffible que fa
tranfpiration foit douce (10), fes gencives fermes & rouges, fes dents faines,
fon foufle pur, fes lèvres vermeilles ; qu'elle
ait la vue franche, l'ouie bonne, le fon
de voix agréable ; qu'elle foit gracieufe ,
alerte , enjouée , vive fans étourderie ,
prudente fans être peureufe. Mais il eft
fur-tout effentiel de trouver en elle deux
fources abondantes d'un lait bien condi-
tionné , provenant des fuites d'une groffeffe heureufe & d'un bon accouchement ,
& plus ou moins récent fuivant l'âge du
nourriffon. Un lait trop confiftant ne.

---

(10) Les femmes de couleur ont toujours , du plus au
moins, un peu d'odeur.

conviendroit point du tout aux enfans nés avant terme. ,

On doit regarder le lait comme vicieux, s'il est trop gras, trop gluant, trop clair ou trop coulant; & plus vicieux encore s'il est salé ou âcre, amer ou acide, tirant sur le jaune, &c.

Les vices de cette liqueur sont, à la vérité, souvent imperceptibles aux sens; il est même arrivé que des semences morbifiques ont été transmises avec un lait d'une belle apparence. Néanmoins il y à divers moyens de s'assurer de ses bonnes qualités, qu'on ne doit pas négliger. Il doit être à demi-transparent, un peu bleuâtre, presqu'inodore, amandé au goût & de peu de saveur quand la nourrice est à jeun. Une goutte introduite dans l'œil, ne doit y exciter aucun picotement, aucune sensation douloureuse; posée sur l'ongle, elle doit y rester un peu sans s'évaser, & couler quand on l'incline.

Il est encore d'autres épreuves, comme d'en imbiber un linge blanc sur lequel on ne doit en appercevoir aucune trace lorfqu'il eft fec.

On peut encore en recueillir fur une affiette de faïance bien propre, & voir s'il n'englue pas trop la place où il a été rayé.

Enfin, on peut en tirer dans un verre une certaine quantité, & obferver s'il ne fait aucune effervefcence avec les acides ou les alkalis, & feulement fi ces fels le coagulent, & le divifent en deux parties, l'une liquide & l'autre plus compacte. Les teintures bleues des végétaux, telles, par exemple, que le firop de violettes, ne doivent offrir rien de verd ni de rouge par la préfence de cette liqueur.

On obferve que le lait qui fort par expreffion, avant que le mamelon ait été quelque temps dans la bouche de l'enfant, eft clair & féreux, mais qu'auffi-tôt que la chaleur de la fuccion l'a dilaté, il s'échappe tel qu'il eft de fa nature. C'eft pourquoi, lorfqu'on veut éprouver le lait d'une nourrice, il faut lui faire

dégorger un peu les mamelles par la suc-
çion d'une personne adulte.

Les mamelles d'une bonne nourrice
étant vidées, doivent se remplir dans
l'espace de deux ou trois heures. Elles ne
doivent être ni grêles ni flétries, ni trop
grosses, ni trop dures, mais pleines &
fertiles, un peu en forme de poire &
parsemées de veines; le mamelon d'un
brun clair doit être bien proportionné &
entouré d'une petite aréole un peu mon-
ticuleuse, & chacun d'eux perforé de
plusieurs petits trous en forme d'arro-
soir, pour laisser échapper à-la-fois une
plus grande quantité de lait, ou, du
moins, pour que cette liqueur soit de
plus facile trait quand elle abonde.

La nourriture de la nourrice, comme
celle de la femme grosse, doit être saine,
suffisante & assez variée pour prévenir
le dégoût des alimens trop long-temps
continués. Il faut, sur-tout dans les climats chauds, que ces alimens puissent combattre la disposition particulière &

prééminente des humeurs. Par exemple,
fi l'on y remarquoit une trop grande aci-
dité, la nourrice uferoit des viandes de
jeunes animaux, de creffon, d'abforbans.
Au contraire, lorfque la caufe eft alka-
line, il faut lui oppofer les anti-feptiques,
l'ufage des légumes aigrelets, des racines, des herbes tendres, des fruits bien
mûrs, & même de la limonade & de la
falade.

Mais, en général, les nourrices doivent fe nourrir des alimens qu'elles ont
coutume de prendre & qu'elles aiment ; on
doit à cet égard accorder quelque chofe
à l'habitude & aux ufages du pays. Les
plus recommandables de ces alimens
font ceux qui contiennent beaucoup de
fucs doux, humectans, analogues au
chyle, ceux qui font d'une coction facile & qui tiennent le ventre libre.

Les viandes falées & fumées, toutes
celles qui donnent beaucoup de peine à
l'eftomac, telles que les alimens gras,
d'une odeur forte & défagréable, doivent

lui être absolument interdits, parce qu'ils fournissent un lait âcre, répugnant & quelquefois dangereux.

Le besoin de manger se répète souvent chez les bonnes nourrices, &, de même que les femmes enceintes un peu avancées, elles ne peuvent point du tout, principalement dans les climats de la zone torride, supporter l'abstinence & le jeûne.

Cependant il faut, autant qu'il est possible, que la réparation n'excède jamais considérablement la perte, afin que le corps se maintienne dans cet heureux équilibre qui entretient ses tuyaux libres, ses ressorts dégagés & ses humeurs fluides.

La nourrice a, comme la femme grosse, besoin d'exercice à l'air libre, afin de diviser les sucs de son estomac ; mais elle doit s'abstenir de s'échauffer & de s'exténuer par des travaux pénibles (11).

____

(11) Lorsque les inquiétudes de son nourrisson l'obli-

L'une & l'autre doivent éviter, comme nous l'avons déja fait obferver, l'ufage des liqueurs fortes qui incendient les efprits & le fang, enivrent l'enfant, irritent les nerfs, durciffent les fibres, confument les fucs deftinés à leur arrofement, à leur accroiffement, à leur foupleffe.

Cependant, entre les tropiques, il eft indifpenfable de foutenir par des boiffons fortifiantes & corroborantes les forces des femmes groffes & des Nourrices, afin d'entretenir l'action des fibres & de prévenir les maladies de relâchement. Elles peuvent en toute fûreté ufer pour cet effet de l'efpèce de punch dont j'ai donné la compofition dans mes premiers Ouvrages (*).

La nourrice & le nourriffon doivent

---

gent à paffer la nuit fans dormir, elle doit être fuppléée le lendemain dans fes travaux domeftiques, pour lui laiffer prendre fon fommeil ordinaire, & même un peu au-delà.

(*) Page 171, maladies des Nègres. Pages 51 & 52 des maladies des climats chauds.

être éloignés des lieux où l'air est im-
prégné de vapeurs infectes ou de particules sulfureuses. Leur chambre, ou
case doit être assez grande, élevée, tenue
très-proprement, & sur-tout éloignée,
autant qu'il est possible, des mares, des
fumiers, &c.

On peut assurer que l'air qu'on respire
dans un lieu est bon, lorsque ses habitans, & particulièrement les enfans, jouis-
sent d'une santé constante, qu'il y a peu
de mortalités, & qu'on y parvient à un
âge avancé.

Pendant la nuit, la nourrice doit se
mettre hors du lit toutes les fois qu'elle
veut donner à téter, non-seulement à
cause du sommeil qui pourroit la sur-
prendre & exposer son nourrisson à être
étouffé, mais encore parce que la bouche
de l'enfant faisant l'office d'une pompe
aspirante, moins l'air sera rare, plus il
aura de ressort, & plus il facilitera la
succion des mamelles.

La propreté de la nourrice & de la

femme groſſe eſt d'autant plus néceſſaire, que la mal-propreté empêche la tranſpiration, & que cette excrétion ſe portant ſouvent dans le courant du lait, s'y mêle, s'y confond, & en pervertit la qualité.

L'action de la Nourrice ſur l'enfant attaché à ſon ſein , eſt ſi immédiate, que l'une ne peut être malade ſans que l'autre ne s'en reſſente.

Le lait émane du chyle. Le chyle tient ſes qualités des levains de l'eſtomac, qui ſont toujours viciés dès que l'économie animale éprouve le plus petit dérangement. C'eſt un mal de changer légèrement de nourrice; mais il eſt incomparablement plus dangereux de continuer à un enfant le lait d'une femme malade, ſoit de cauſe morale, ſoit de cauſe phyſique. Auſſi eſt-il très-important qu'un homme de l'art, très-inſtruit, viſite de temps-en-temps l'enfant , afin de reconnoître par la nature de ſes déjections la qualité prédominante des humeurs de la nourrice. Chez les enfans bien nour-

ris, elles font jaunâtres, d'une confiftance égale, plus liquides cependant que
folides & fans mélange de grumeaux
laiteux ; les excrémens blanchâtres ,
verdâtres & même de couleur brune,
indiquent, au moins, des indifpofitions.
Mais on juge aifément qu'un enfant pâtit
fur le fein de fa nourrice, par fon amai-
griffement & la molleffe de fes chairs,
par fon avidité à tetter, par les matières
dures & compactes qu'il rend dans fes
couches ; il ne regorge jamais de lait,
la joie ne brille point dans fes yeux, le
fourire n'embellit point fa bouche, il
décline, fe fane, fe flétrit peu-à-peu,
jufqu'à ce qu'enfin il fe deffèche & périffe.

Maladies des femmes grosses.

L'homme fain & continent peut feul,
je le répète, efpérer d'avoir des enfans
de conftitution affez forte pour réfifter
aux chaleurs de la zone torride. Au
contraire, la femence de l'homme fans
mœurs, dont le phyfique eft affoibli par

l'abus des plaisirs & l'excès des passions, a perdu ses qualités prolifiques, qui seules la rendoient capable de produire une heureuse fécondation.

Si des maladies aiguës ne moissonnent pas de bonne heure l'homme crapuleux & débauché, la langueur & le dépérissement le conduisent à des affections chroniques, douloureuses, qui l'accompagnent au tombeau.

Mais il n'arrive que trop souvent dans ces climats, qu'avant de terminer sa carrière, il donne lieu à des conceptions irrégulières qui produisent des môles, de faux germes, de malheureux avortons ; selon le vice & le degré de perversion de la liqueur séminale. Delà les constitutions foibles, les vices des solides qui se perpétuent de génération en génération, tels que sont, en Asie & dans une grande partie de l'Afrique & de l'Amérique, les *mattocéphales*, & par-tout, la goutte, la phthisie, la pulmonie, &c.

Après de telles conceptions, la cessation des règles, quoique naturelle, cause des douleurs de tête, des insomnies, des digestions pénibles, des fièvres lentes, de violentes douleurs de reins (*) , des écoulemens séreux par le vagin , & quelquefois aussi des mouvemens spasmodiques & des convulsions : accidens qui dépravent & pervertissent le suc nourricier destiné à favoriser les développemens de l'embryon; il survient de fréquentes fausses-couches souvent dangereuses, sur-tout lorsque la grossesse est avancée.

Si l'enfant ne meurt pas dans le sein de la mère, il ne subsiste que dans un état de débilité & d'épuisement plus ou moins considérable selon le degré de perversion des sucs qu'il reçoit, perversion que les chaleurs excessives de ces climats augmentent sans cesse. Quelquefois aussi les femmes s'amaigrissent; il

____

(*) Qui s'étendent jusqu'aux cuisses, & vont se terminer à l'hypogastre.

ne se fait chez elle aucune réparation ; la partie blanche du sang se sépare & s'arrête dans le tissu cellulaire des extrémités, ensuite dans celui de tout le corps, & s'épanche enfin dans les capacités.

On remédie à chacun de ces désordres de différentes manières.

Si les membranes de la matrice sont crispées, tendues & roides, qu'il y ait de la sensibilité à l'hypogastre, on emploie les calmans, les adoucissans, les mucilagineux, & un nombre de saignées proportionné aux forces, au tempérament & à l'intensité de la maladie ; en un mot, comme nous l'avons observé ailleurs (*), on fait usage des *remedia sistentia.*

Au contraire, si les désordres sont produits par le relâchement, il faut augmenter le ton & le ressort des solides, & leur rendre en quelque sorte leur élasticité par les remèdes opposés, que j'ai désignés sous le nom de *remedia mo-*

____

(*) *Voyez* maladies des climats chauds, page 169.

A a

ventia (*). Les plus convenables dans ces dernières circonstances sont l'ipécacuanha à petite dose (12), les préparations scillitiques, & sur-tout l'oximel (13), soutenus par un régime tonique & restaurant, dans lequel on fait entrer la tortue & le bon vin, par-tout où l'on peut se procurer l'un & l'autre.

Dès que l'on craint que les accidens ne soient suivis de l'avortement, il faut sur le champ faire mettre la malade au lit & l'y tenir dans un absolu repos; lui donner du riz pour toute nourriture, même en tisane. La saignée est indispensable dans cette circonstance, mais le

---

(*) *Voyez* maladies des climats chauds, page 169.

(12) Un grain administré toutes les deux heures suffit ordinairement. On augmente ou on diminue la dose, suivant l'âge & l'effet de ce remède.

(13) Une cuillerée à café de deux en deux heures suffit le plus souvent pour faciliter les sécrétions & excrétions, principalement celles des urines. On doit rapprocher ou éloigner, augmenter ou diminuer la dose suivant ses effets.

nombre doit en être réglé suivant les forces & le tempérament de la malade. Il faut aussi que cette évacuation soit faite avec lenteur, parce qu'une émission trop brusque pourroit causer une foiblesse suivie de l'accident qu'on cherche à prévenir.

On doit même s'en abstenir toutes les fois que l'on craint la défunion des principes du sang qui conduiroit à la dissolution ; au lieu de rétablir l'équilibre chez les femmes délicates & d'une foible conftitution, telles que font la plupart de nos Citadines d'entre les tropiques. Cette évacuation augmentant la foiblesse des muscles & des ligamens, donneroit lieu aux engorgemens des viscères & aux obstructions ; on attend alors davantage du régime, des acides unis aux mucilagineux, & fur-tout du repos.

Dans tous ces cas, c'est la caufe du mal qu'on doit attaquer; fans cela l'on s'exposeroit à des récidives mortelles. L'homme qui n'a que les fens pour guide, dégénère honteusement, dominé par ses passions, jusqu'à ce qu'enfin il n'ait plus la faculté de les satisfaire; & malheureusement il n'est pas toujours la seule victime de ses désordres. Il transmet avec la vie à sa postérité les causes d'une mort prématurée, & fait détester pendant des siècles sa mémoire aux générations suivantes.

Dans les dérangemens des digestions, la bile séjournant dans les intestins y acquiert de l'âcreté, & produit des cours de ventre de différentes espèces, bilieux ou dyssentériques, selon que les humeurs du sujet sont plus ou moins acrimonieuses. Les femmes dont les solides sont très-relâchés, telles que les valétudinaires & les cacochymes, dont l'estomac est sans ressort & sans activité, y sont principalement sujettes. La chylification dépravée chez les femmes enceintes entre les tropiques, les conduit infailliblement à la cachexie; & si elles ne sont pas traitées d'une manière convenable, l'appauvriffement des liqueurs devenant général, & le relâchement des folides exceffif, elles fouffrent des inquiétudes dans les bras & les jambes, refpirent avec difficulté; leur pouls eft foible, lent, irrégulier; elles ont de fréquentes palpitations; l'épanchement de la férofité dans le tiffu cellulaire & dans les capacités augmente; les forces vitales & animales diminuent de jour en jour; enfin, elles périffent.

La femme qui vient d'accoucher entre les tropiques, a befoin, prefqu'autant que le nouveau-né, d'être garantie des impreffions du contaᴄt de l'air.

Quelques portions du *placenta* ou des membranes reftées dans la matrice, la fluidité & l'effervefcence du fang, donnent quelquefois lieu à une trop grande évacuation de vidanges, à laquelle on remédie par les tempérans & les mucilagineux, tels que les tifanes faites avec les fleurs & les bourgeons du cotonnier, les fommités du mapou, acidu-

A a 3

lées avec le jus de citron ; les crêmes de riz, plus ou moins nourriſſantes ſelon que l'eſtomac eſt en état de les ſoutenir.

Mais la diminution ou la ſuppreſſion totale des vidanges, étant plus fréquentes, que leur trop grande abondance, peuvent faire éprouver les accidens les plus graves, ſi la malade n'eſt pas ſecourue à temps, & qu'on ne puiſſe pas parvenir à les rétablir.

Parmi les accidens qui ſuivent la ſuppreſſion des lochies, l'engorgement des mamelles eſt un des plus fréquens entre les tropiques. Il eſt quelquefois ſi conſidérable, que le gonflement & la tenſion s'étendent juſqu'à la gorge. Alors le pouls eſt petit, irrégulier, & la reſpiration tellement gênée, que la malade ne peut ſe tenir que ſur ſon ſéant. Dans cette fâcheuſe poſition, l'engorgement ayant pour cauſe principale la foibleſſe & l'inaction des ſolides, il faut employer

en tifane les feuilles d'avocatier (*), &
fur-tout l'ipécacuanha à la dofe d'un
grain toutes les heures. Cette dofe doit
être rapprochée ou éloignée , augmentée ou diminuée , felon les circonftances.
On fait aufli ufage d'éther, à la dofe de
vingt - quatre , trente & trente - fix
gouttes.

Mais fi les accidens font caufés par
le froncement & la crifpation des folides , ce qui fe manifefte par la tenfion
& la fenfibilité de l'hypogaftre, il faut
employer les adouciffans, les tempérans
& les mucilagineux, en boiffons, en lavemens & en cataplafmes. Lorfque le
pouls eft dur & ferré , il faut même recourir à la faignée du bras, avec l'attention
de déterminer la quantité du fang & le
nombre des évacuations d'après les fymptômes inflammatoires : toute méprife dans
une circonftance fi délicate peut favorifer

(*) *Voyez* maladies des climats chauds , page 119,
dernier paragraphe.

la putréfaction, augmenter l'intensité des accidens, & faire périr la malade.

Dans toute la zone torride le meilleur résolutif est l'application des feuilles de plama-christi sur les mamelles, à moins que le lait coagulé dans les vaisseaux ne se soit endurci ; car alors il est difficile d'éviter les dépôts , dont il faut hâter la maturité par les cataplasmes de mie de pain & de lait. L'un & l'autre de ces moyens doivent être renouvelés au moins toutes les trois heures.

Si la tumeur des mamelles prenoit un caractère squirreux , on administreroit l'extrait de ciguë de la manière que je l'ai prescrit dans le discours qui précède cet ouvrage (*).

MALADIES DES ENFANS.

Si l'on considère la disproportion du volume du cerveau des enfans avec le

---

(*) Page 60 , note 18.

rcfte de leur corps, la groffeur de leurs
nerfs relativement à ceux des adultes,
& la délicateffe de leur organifation,
on ne fera pas furpris qu'il en périffe
de convulfions un fi grand nombre entre
les tropiques, où les caufes d'irritation
du genre nerveux font fi fréquentes &
fi multipliées.

Il eft inconteftable que le défaut des
qualités du lait de la nourrice eft une des
principales caufes de ces convulfions,
ainfi que du plus grand nombre des autres maladies qui font périr les enfans
du premier âge. C'eft auffi ce qui m'a
déterminé à entrer dans des détails cir-
conftanciés à cet égard, d'après lefquels
il eft facile de juger que prefque toutes
les indifpofitions des enfans à la mamelle dépendent de l'état des humeurs
de la nourrice, des alimens dont elle fe
nourrit, enfin de fon inattention à obfervé un régime de vie prudent, modéré
& toujours analogue aux befoins de fon
nourriffon.

C'est pourquoi, je le répète, il est si important que la nourrice s'observe, & ne fasse usage que d'alimens propres à réparer ses pertes & à fournir un bon lait, tels que les œufs frais, les farineux, le lait de vache, les légumes, les fruits bien mûrs, la chair tendre & fraîche de jeunes animaux, & autres substances capables de corriger l'âcreté des humeurs.

Ces alimens doux, humectans, lui tiendront le ventre libre, & tourneront au profit de son nourrisson, préviendront ses maladies, & faciliteront sa dentition.

On doit s'abstenir, principalement dans les climats chauds, de faire prendre aux enfans de l'huile d'amandes douces pour appaiser leurs tranchées. C'est un palliatif qui leur affoiblit l'estomac, augmente l'embarras des digestions, & conséquemment les désordres. L'huile de palma-christi, ou le sirop de chicorée sont préférables, parce qu'en évacuant

les humeurs mal digérées, ils rempliſ-
ſent ſans inconvénient l'objet qu'on ſe
propoſe.

Les enfans ne ſont ordinairement ſujets
à ces coliques que pendant les premiers
mois. Elles deviennent moins fréquentes
à meſure que leur eſtomac ſe fortifie;
mais auſſi ils ſont infiniment plus expoſés
que dans nos climats au rhume cathar-
reux, eſpèce de coqueluche dans laquelle
les narines, la gorge, l'eſtomac & les
poumons ſont attaqués en même temps,
& preſque toujours de deux manières
différentes. Dans l'une (14), la fièvre eſt
aſſez forte, le pouls ſerré, l'enfant eſt
agité, ſa reſpiration eſt gênée; il y a de
l'altération, de l'érétiſme.

Dans l'autre, au contraire, la maladie
dépend plus de la congeſtion & de la
ſtaſe des fluides que de la criſpation des

---

(14) Principalement chez les enfans nés de parens
ſains & bien conſtitués.

folides (15). La fièvre eft à peine marquée; il n'y a point ou prefque point de foif; le pouls eft lent; l'enfant eft plutôt affoupi & engourdi qu'agité, & les quintes de toux beaucoup moins violentes.

Dans le premier cas, ce font les adouciffans, les tempérans & les mucilagineux qu'il faut employer, d'abord en boiffons & en lavemens; enfuite un minoratif fait avec une once de manne fondue à froid dans un verre d'eau, acidulée avec le jus de la moitié d'un citron, que l'on fait prendre dans la matinée à des diftances égales. Ces remèdes fuffifent ordinairement pour terminer la maladie.

Dans le fecond, c'eft l'émétique qu'il faut adminiftrer à dofe affez forte pour faire vomir. Ce dernier cas fe rencontre fi fréquemment entre les tropiques, & ma méthode y a été fuivie d'un tel fuccès, que fur toutes les habitations où j'ai

----

(15) Cette feconde efpèce de coqueluche attaque plus particulièrement les enfans cacochymes.

été chargé du traitement des malades, j'avois toujours une bouteille d'eau émétisée, dans laquelle on avoit diffous quatre grains d'émétique. Souvent même les chefs de l'habitation administroient ce remède fans m'appeler, & me rendoient compte des effets à ma vifite fuivante. Dans les cas mixtes, fouvent compliqués d'autres maladies, ma préfence étant néceffaire, on m'envoyoit chercher fur le champ, fur - tout lorfque les embarras s'étendoient au foie & au méfentère. Alors je donnois la préférence à l'ipécacuanha & à l'oximel fcillitique, qui même le plus, fouvent faifoient la majeure partie du traitement.

L'époque de la dentition varie entre les tropiques encore plus que par - tout ailleurs. Elle eft quelquefois très-difficile, & mérite dans ce cas la plus grande circonfpection, parce qu'elle donne lieu à des convulfions mortelles, fi les enfans ne font pas fecourus à propos.

C'eft alors, fur - tout, qu'il eft effentiel que la nourrice suive exactement le régime adoucissant que nous venons de prescrire, afin de diminuer la violence du mal & de favoriser l'œuvre de la nature.

Toute la bouche de l'enfant est alors pour ainsi dire en feu. Les gencives excessivement tendues ne peuvent supporter le plus léger attouchement; toutes ces parties ont besoin d'être sans cesse rafraîchies, humectées, tempérées, & pour cet effet, rien ne peut suppléer à un bon lait.

En conséquence, dès les premières inquiétudes de la dentition, non-seulement je fais veiller au choix des alimens de la nourrice, mais encore je conseille de diminuer un peu leur quantité; il est même quelquefois nécessaire d'évacuer la nourrice par un doux minoratif, ou bien, selon l'état de ses humeurs, d'entretenir la liberté du ventre par l'usage d'une tisane (*) faite avec le tamarin frais que

____

(*) Préparée de la manière que je l'ai indiqué, pages 183 & 184 des maladies des climats chauds.

la nature a placé avec profufion dans toute la zone torride, & qui y eft partout excellent & très-agréable au goût.

L'on doit d'autant moins craindre que cette diminution d'alimens n'affoibliffe l'enfant, que les accidens de la dentition, n'ont d'autre caufe que la réfiftance des folides, & que la réplétion ne fait qu'augmenter cette réfiftance : ce qui prouve combien eft blâmable, fur-tout dans cette circonftance, l'ufage de gorger les enfans de bouillie ou autres alimens groffiers & indigeftes, dans la vue d'appaifer leurs cris.

Cependant, fi le régime de la nourrice & les autres fecours étoient infuffifans pour calmer les douleurs & diminuer les fymptômes , on peut (16) prévenir ou faire ceffer les convulfions, en incifant avec un biftouri la gencive dans fon milieu & felon la direction de la mâchoire.

______

(16) Pourvu toutefois qu'on ne foit pas appelé trop tard.

Cette incision est d'autant plus facile à exécuter, que la gencive est alors extrêmement tendue, mince, &, pour ainsi dire, prête à se rompre. Il y a vingt & quelques années que M. *Petit*, Médecin exerçant à Soissons, & qui se trouvoit alors à Paris, ayant ordonné en pareil cas une potion antispasmodique pour un enfant (*) attaqué de convulsions violentes, qui l'avoient déja mis dans un état très-alarmant, je lui observai que les incisions pouvoient, seules, faire cesser les accidens, & qu'il étoit même à craindre que l'enfant ne pérît avant que la potion ne fût arrivée. M. *Petit*, ayant adopté mon avis, j'opérai à l'instant même, & à l'insçu du père & de la mère, dont la tendresse alarmée se fût peut-être opposée à cette opération. Les convulsions cessèrent en effet presqu'aussi-tôt que les incisions furent faites. La fièvre fut encore

____

(*) Dont le père étoit Receveur-général des finances.

très-

très-forte pendant quarante-huit heures ; mais enfuite l'enfant alla de mieux en mieux , & fe rétablit promptement.

J'ai eu fouvent occafion depuis , dans plufieurs de nos colonies , de faire de femblables incifions en pareilles circonftances , & toujours avec le même fuccès. J'obferverai néanmoins que ces incifions ne doivent pas être pratiquées fans néceffité , principalement entre les tropiques (*).

On a vu dans cet ouvrage (**) , que les vers font dans les climats chauds une des principales caufes des maladies des enfans , & combien il importe de la prévenir par un choix d'alimens convenables au développement de leurs organes , & même par l'ufage habituel des amers , tels que l'extrait d'aloës diffous dans des

(*) *Voyez* maladies des climats chauds , pages 246 & fuivantes.

(**) Pages 20 & fuivantes.

B b

spiritueux, à des doses proportionnées à la grandeur & à la force de l'enfant.

D'après mes succès à cet égard sur toutes les habitations où ce moyen a été mis en pratique, on ne sauroit trop recommander aux pères de famille & aux administrateurs d'habitations, de faire donner, chaque matin, à tous les enfans, dès le moment qu'ils sont sevrés, une cuillerée à café, ou une cuillerée à bouche, & même selon leur force une cuillerée & demie de la dissolution d'un gros d'aloës dans une pinte de tafia (*).

Les vers sucent le chyle destiné à nourrir l'enfant, le privent de sa propre substance, obstruent les intestins, compriment les parties voisines par leur volume, irritent le canal intestinal, le rongent & le percent même quelquefois.

Ils s'annoncent le plus souvent entre les tropiques, comme nous l'avons ob-

____

(*) *Voyez* maladies des climats chauds, pages 191 & suivantes.

ſervé (*), par le défaut ou l'excès d'appétit. La langue eſt très-chargée d'un limon ordinairement blanchâtre ; l'enfant a des nauſées, ſon pouls eſt petit, vacillant, ſon ſommeil interrompu ; il a communément les yeux à demi-ouverts ; des ſoubreſauts légers le réveillent ſouvent ; il ſent quelquefois des démangeaiſons aux narines ; le ventre eſt bouffi ; il a des grincemens de dents, quelquefois des palpitations, des évanouiſſemens & des convulſions, des fièvres dont la putridité & la malignité ſont les principaux caractères. Il y a cependant à cet égard des variétés ſingulières ; car, quoique les enfans ſoient incomparablement plus ſujets aux maladies vermineuſes ſous la zone torride, il arrive que pluſieurs enfans & même des adultes, comme nous l'avons obſervé ailleurs, ont beaucoup de vers ſans en être incommodés, tandis que d'autres éprouvent les maux affreux

____

(*) Page 107, maladies des Nègres.

dont nous venons de parler : aussi , malgré cette différence , doit-on regarder dans ces climats les vers comme une cause principale de maladie , contre laquelle le praticien doit toujours être en garde.

Après avoir évacué les enfans avec une eau émétisée , & quelquefois avec l'extrait de liane purgative ou autres drastiques du pays, broyés & préparés avec du sucre (16) , j'insiste sur les préparations aloëtiques ou le quinquina , les martiaux ou la panacée , & je parviens à détruire la disposition des premières voies à la réproduction des vers.

J'invite les parens qui habitent des lieux bas , sur-tout les citadins , à envoyer leurs enfans dans les campagnes situées à mi-côte ; l'air & l'exercice contribuent singulièrement à les rétablir , à dissiper la grosseur du ventre, & à empêcher qu'ils ne tombent en chartre.

(*) De la manière que je l'ai prescrit page 110 des maladies des Nègres ; & pages 176 & 177 des maladies des climats chauds.

Je recommande également, lorsque les enfans ont des éruptions, de ne les point panser avec des deffreatifs ou des répercuffifs, qui les font périr, ou les jettent dans des maux de langueur; les croûtes laiteufes demandent auffi des ménagemens particuliers.

Mon objet, dans ce chapitre, n'étant que de parler des maladies produites par le *méconium* & le mauvais lait, des accidens de la dentition & des vers, je ne traiterai point des autres maladies des enfans, qui jufqu'à l'adolefcence tiennent rarement à d'autres caufes qu'à celles que je viens de détailler.

RAPPROCHEMENT

Des vices & des abus des Hôpitaux d'entre les tropiques , ainsi que des moyens d'y remédier.

LE s hôpitaux d'entre les tropiques ont presque tous été construits à la hâte. Pressés par les besoins du moment , les Administrateurs n'ont pu porter leurs vues sur l'avenir , & ont négligé jusqu'au soin de fixer le service intérieur de ces asyles qui n'ont encore tiré aucun avantage des progrès que nous avons faits dans les sciences physiques , & sont restés mal situés, mal aërés, loin des eaux courantes, sans vues d'utilité dans leur distribution, sans ordre , sans tenue, presque tous livrés à l'entreprise & à tous les maux qui en font la *suite* (*).

____

(*) *Voyez* maladies des climats chauds , pages 6 & sui-

Parmi les cauſes de la mortalité conſ-
tante des ſoldats & des matelots entre
les tropiques, la mauvaiſe qualité des eaux
& l'air infect & corrompu des hôpitaux,
tiennent ſans doute le premier rang. Mais
il en eſt une infinité d'autres non moins
actives, telles que le manque d'alimens
convenables à leur état, ſur-tout de légumes, de fruits, &c; l'uſage d'alimens
contraires (**), l'emploi de médicamens
falſifiés, altérés ou corrompus, le défaut
de linge, &c. &c. & la cupidité, ſource
unique de tous ces déſordres, ne s'en tient
pas là; plus avide encore, elle économiſe
ſur le nombre des Infirmiers, ſur celui
des Apothicaires, des Aides-Chirurgiens,
malgré les réclamations continuelles des
Officiers de ſanté contre des abus ſi funeſtes (*). De-là ces exemples affreux
de mourans reſtés dans leur ordure des

---

vantes, 32 & ſuivantes, 31 & ſuivantes, 79 & ſuivantes.
   (*) *Ibid.* page 48.
   (**) *Ibid.* page 37.

B b 4

vingt-quatre heures entières (*), ces scè-
nes avilissantes pour l'humanité, qui doivent faire proscrire à jamais des Colonies l'administration des hôpitaux par
entreprise (1).

Chargé par les Administrateurs d'une
de nos principales Colonies, de visiter
700 malades à l'hôpital du Roi, pendant
les chaleurs excessives du mois de Juin
1777, je me déterminai à commencer,
chaque jour, ma visite dès trois heures
du matin, afin que les malades dont l'état
exigeoit des purgatifs, pussent les prendre & en éprouver les effets avant la grande
chaleur qui leur est si contraire. Il n'y
avoit ni Apothicaire ni Chirurgien pour
m'aider dans mes visites, & exécuter

____

(*) *Voyez* maladies des climats chauds, page 38.
(1) *Ibid.* pages 38 & 39. L'exemple affreux des
puits creusés dans la cour d'un des Hôpitaux du Cap.
Et, pour avoir une idée juste des dangereux effets des
eaux de mauvaise qualité dans toutes les parties de l'Univers, on peut lire les pages 40 & suivantes du même
Ouvrage.

enfuite mes ordonnances ; un des Entrepreneurs rempliffoit feul les fonctions des fous-ordres. J'avois befoin d'une lumière pour examiner l'état de chaque malade ; cet Entrepreneur avoit également befoin d'être éclairé pour écrire les ordonnances que je lui dictois, ce qui rendoit deux lumières indifpenfables pour ma vifite ; cependant il n'y en avoit qu'une : le Médecin dont je faifois le fervice, avoit eu la foibleffe de n'en pas demander une feconde, ce qui favorifoit des vues de cupidité les plus répréhenfibles. Non-feulement ce défaut de lumière prolongeoit mes vifites de plus d'une heure, mais encore il privoit les derniers malades vifités des fecours dont ils avoient le plus preffant befoin. Malgré des motifs fi puiffans pour tout autre que pour un Entrepreneur , je fus plufieurs jours à attendre l'effet de ma demande, & vraifemblablement elle ne m'eût point été accordée , fi j'e n'avois pas menacé d'en

écrire aux Adminiftrateurs-Généraux &
au Miniftre même.

Par ce refus d'une fimple bougie, on
peut juger de quel œil les Entrepreneurs
envifageoient l'ordonnance par laquelle
je prefcrivois, contre l'ufage, le vin &
les œufs à ceux des foldats & des matelots malades, bouffis & cachexiques,
qui avoient un befoin preffant d'être
foutenus, dès leur entrée à l'hôpital, pour
ne pas devenir hydropiques (*).

Il m'étoit affreux fans doute, dans un
pays & dans un temps où il ne man-
quoit ni fujets pour faire le fervice de
l'hôpital, ni alimens convenables à l'état
des malades, de voir que mes ordonnances reftoient fans exécution. L'humanité feule a pu me donner les forces néceffaires pour remplir les fonctions d'un
tel miniftère, au milieu de tant de contrariétés.

(*) *Voyez* maladies des climats chauds , pag. 34 & 35.

En vain difois-je , chaque jour, aux Entrepreneurs : vous avez fept cents malades ; vous retirez des uns 24 liv. par jour , & 6 liv. 15 f. des autres (*). L'ordonnance du Roi & l'humanité exigent un Apothicaire pour cinquante malades, un Aide-Chirurgien pour dix Officiers, & un pour vingt-cinq foldats ou matelots; un Infirmier pour deux Officiers, & un pour vingt-cinq malades bleffés ou vénériens. Mais, comme mes ordonnances font peu chargées & de facile exécution , ayez , Meffieurs, au moins un Apothicaire pour deux cents malades , un Aide-Chirurgien pour cent fébricitans , &c. bien dirigés & bien conduits , ce petit nombre fera fuffifant pour le fervice , & vous fauverez , au moins , les deux tiers des malades que vous enterrez. (*).

(*) Maladies des climats chauds , page 56.

(**) *Voyez* page 98 de cet Ouvrage les moyens que j'ai employés à Cayenne pour prévenir de pareils défordres.

Ce que je propofois n'étoit pas une de
ces fpéculations chimériques que les
gens à projets préfentent le plus fouvent
aux hommes en place & à ceux qui font
chargés de grandes entreprifes. J'avois
exécuté la même opération dans les hôpitaux du Roi, à l'Ifle de France, en 1767,
dans des circonftances que la divifion & la
méfintelligence des Adminiftrateurs-Généraux & de leurs repréfentans rendoient
infiniment délicates, fur-tout à l'époque
de la rétroceffion de ces Colonies au Roi.
Tous les genres de maladies étoient mê-
lés & confondus; les fébricitans, les
bleffés, les vénériens, les fcorbutiques,
les galeux, les dartreux, étoient placés
pêle-mêle dans ces hofpices (*).

Tant d'intérêts divers & particuliers
concouroient à entretenir cet affreux
chaos, qu'il me parut d'abord impoffible
d'y fubftituer l'ordre prefcrit par l'art &

______

(*) Maladies des climats chauds, page 54.

l'humanité. Les difficultés fe multiplioient fous mes pas. La première de toutes étoit la réduction indifpenfable des trois quarts, au moins, du prix de chaque journée de malade, qui coûtoit à la Compagnie des Indes jufqu'à 6 livres 4 fous 6 deniers (2); réduction qui ôtoit à des hommes puif-fans l'occafion de faire des fortunes énormes, comme cela s'étoit pratiqué depuis l'établiffement de la Colonie. Mais je ne fus point effrayé de la multitude des oppofans, appuyé de la juftice & de la prééminence du Gouverneur Général (M. *Dumas*) qui defiroit vivement que les hôpitaux ceffaffent d'être un féjour d'épouvante & d'horreur, qu'ils devinffent, dans les Colonies où il commandoit, des afyles dignes de l'humanité; & que, pour cet effet, ils fuffent établis fur le même pied qu'il les avoit vus à Québec,

____

(2) Cela eft conftaté par un très-grand nombre d'écrits, & notamment par la lettre de M. *Dumas* au Miniftre, fur fon adminiftration, datée du 16 Juillet 1769.

où , par le défintéreffement des Dames
Religieufes (*) & le zèle des Officiers de
fanté (**), la journée du malade ne coûtoit pas plus cher que dans les hôpitaux
bien adminiftrés d'Europe.

Le Gouverneur Général convoqua à
l'hôpital une affemblée des principaux Adminiftrateurs, dans laquelle , malgré la
contradiction du parti qui lui étoit oppofé,
il fut décidé & arrêté que, le jour même
de la prife de poffeffion de l'hôpital au
compte du Roi, conformément à mon
plan , chaque malade feroit placé dans
la falle fpécialement deftinée au genre de
fa maladie ; que tous les fous - ordres ,
Elèves - Chirurgiens & Apothicaires faifant le fervice, feroient confervés & con-
tinueroient leur exercice fous l'adminiftration Royale. Les ennemis du bien
public fe bornèrent dans cette circonftance à faire donner fecrètement à ces

____

(*) Maladies des climats chauds , pag. 55 & fuivantes.
(**) Du nombre defquels j'étois.

fous-ordres leur démiffion ; & afin de
faire échouer mon plan d'ordre intérieur,
ils attendirent, pour l'exécution de leurs
deffeins, la veille du jour deftiné à les
mettre en fonctions fous cette nouvelle
forme d'adminiftration.

Mais la certitude que des fujets fans
principes, habitués à une routine aveugle,
commettroient, chaque jour, malgré
ma furveillance, des impérities, me fit
confidérer leur démiffion comme un bien ;
& dès ce moment, je me fis autorifer à
aller à bord des vaiffeaux, choifir parmi
les jeunes pilotins qui avoient fait quelques
études, ceux qui voudroient embraffer
l'état de Chirurgien. Il s'en trouva plufieurs, deux entre autres, MM. *Maurin,*
qui avoient déja fervi, quelques mois,
en cette qualité dans les hôpitaux du
Port de l'Orient. Il me fut également
permis de choifir quelques jeunes Sol-
dats-Chirurgiens que je difciplinai, &
qui devinrent des fujets capables de bien
remplir les places qu'ils occupoient & la

beſogne qui leur étoit confiée. L'un d'entre eux eſt devenu depuis & eſt encore aujourd'hui Chirurgien-Major en chef de ces mêmes hôpitaux. Dans les premiers jours, je préparai moi-même tous les appareils & panſai tous les bleſſés ; de ſorte que ma journée ſe trouvoit tellement remplie, que je fus obligé de prendre mes repas à l'hôpital, d'y coucher, & de n'en pas ſortir pendant tout le temps que dura ce pénible travail.

Mais, par le rapprochement des malades & des ſecours, le ſervice devint ſi facile, que quinze jours d'exercice furent ſuffiſans pour rendre les Elèves des ſujets utiles : ſi bien qu'au lieu d'une matinée entière, cinq quarts d'heure le matin & demi-heure le ſoir ſuffirent au Chirurgien-Major pour faire faire en ſa préſence le panſement de tous les bleſſés. Les malades ſoulagés & promptement guéris bénirent le nouvel ordre établi, & la mortalité ſe trouva réduite au ſixième de ce qu'elle étoit auparavant.

Ces

Ces fuccès auffi fatisfaifans qu'ils étoient frappans, avoient été préparés d'avance par la fage prévoyance du Gouverneur-Général qui avoit envoyé une des flûtes du Roi (la Garonne) chercher des bœufs à Madagafcar. L'aller, le chargement & le retour de cette flûte ayant été faits en vingt-fept jours (3), les bœufs qu'elle apporta arrivèrent dans le meilleur état, & bons à être envoyés auffitôt à la boucherie.

Pendant que la feule flûte la Garonne répandoit à bas prix l'abondance des bœufs dans la Colonie, un autre bâtiment étoit employé à faire des voyages à l'Ifle Rodrigue, & apportoit plus de tortues

---

(3) Ce que les vaiffeaux de la Compagnie des Indes ne faifoient qu'en cinq, fix, fept & huit mois, parce qu'indépendamment des bœufs, ils traitoient en même temps des Nègres pour leur compte. Il fuffit de citer l'expédition du navire le Comte de Provence de 74 canons, lequel apporta 350 bœufs étiques, qui périrent à l'arrivée ; & qui, à la vérité, avoit auffi apporté jufqu'à 1500 Nègres en contrebande.

que les hôpitaux n'en pouvoient con-
sommer.

Par ces moyens & les secours de la
Maison de Santé que j'établis d'une manière convenable (*), à la Grande Rivière,
nos convalescens, sur-tout les scorbutiques, se rétablirent avec une telle promptitude, que les Administrateurs mêmes
qui s'étoient le plus opposés à ce nouveau
régime, m'en faisoient compliment en
public (4). Le soldat promptement rendu
à son service, le matelot à bord de son
vaisseau, & sur-tout une diminution des
cinq sixièmes dans les mortalités, forçoient
le parti des opposans au silence, lors
même qu'ils étoient obligés de parler de
ces objets.

Avant son départ d'Europe, le Gouverneur-Général avoit bien compté que

---

(*) *Voyez* maladies des climats chauds, page 78.

(4) Il est vrai que dans le cabinet ils écrivoient le contraire au Ministre & à leurs fauteurs & complices à
Paris.

l'hôpital feroit rétrocédé au Roi, & adminiftré par économie, comme l'avoient été
fous fes yeux les hôpitaux du Canada,
& que conformément aux ordres de Sa
Majefté, la Compagnie feroit en même
temps la ceffion des nègres & négreffes
affectés au fervice des malades, au blan-
chiffage du linge, &c. Mais cet Adminiftrateur favoit que les femmes, par
leur patience & leur zèle charitable,
font feules capables des détails toujours
renaiffans que la propreté & la falubrité
des hôpitaux néceffitent. En conféquence,
il fit auprès des Sœurs de Saint Lazare
les démarches néceffaires pour les déterminer à fe charger du fervice des malades dans les hôpitaux de l'Ifle de France
où il alloit commander. Mais fon collègue (M. *P***) qui n'avoit pas les
mêmes vues, parvint, par des infinuations
perfides fur le compte de ce Gouverneur,
adroitement répandues par des émiffaires
fecrets, à éloigner les Religieufes de cette

réfolution, quoiqu'elles fuffent déja rendues au port de l'Orient (5).

Dans la néceffité de fuppléer les Sœurs
de Saint Lazare, le Général tint la main
à ce que les affemblées des Adminiftrateurs & Officiers de fanté de l'hôpital
fuffent tenues exactement chaque mois,
fuivant le vœu de l'Ordonnance de 1747.

Dans ma vifite d'Infpecteur Général des
hôpitaux de la Colonie (6), j'avois obfervé

---

(5) Leurs chambres à bord étoient déja difpofées ; mais
elles refusèrent de s'embarquer, parce qu'on les avoit
perfuadées que le Général n'auroit pas pour elles les
égards dus à des êtres qui fe dévouent au bien de l'humanité : calomnie démontrée par l'eftime & la confidération diftinguée que les Dames Hofpitalières du Canada
ont confervées pour ces Officiers.

(6) Pour être à-la-fois utile aux malades & à la caiffe
du Roi, il ne fuffit pas que l'homme, à qui les fonctions
d'Infpecteur-Général font confiées, fe foit diftingué
dans la pratique de Médecine. S'il n'a pas exercé, un
certain nombre d'années, dans les hôpitaux ; s'il n'en a pas
étudié avec foin tous les détails ; s'il ne connoît point les
abus multipliés dont ils font fufceptibles, il fera toujours

que la femme du Chirurgien-Major du
grand Port, lequel en étoit en même

---

hors d'état, quelle que foit fa vigilance, d'écarter ou
de prévenir les funeftes effets de la cupidité.

Il eft également indifpenfable que l'Infpecteur-Général
connoiffe particulièrement les Colonies, leurs productions,
leurs reffources en tous genres, pour être en état de corriger ou fimplifier les formules de chaque hôpital. La
plus petite erreur de cette efpèce pouvant faire périr un
grand nombre d'hommes, on ne peut fans inhumanité
fe difpenfer d'ouvrir les yeux fur un objet fi important.
Cette furcharge exceffive, ces complications funeftes des
Ordonnances, n'en impofent que trop fouvent à la multitude, & quelquefois auffi malheureufement aux hommes en place, à ceux même qui les prefcrivent ou qui les
fuivent, du nombre defquels font tous les fujets des Colonies qui ont pris *Defportes* pour modèle.

Cette connoiffance eft encore de néceffité abfolue à
l'Infpecteur-Général, pour déterminer l'efpèce & la quantité des médicamens que l'on doit faire paffer d'Europe
dans ces poffeffions éloignées, & empêcher que l'on
ne continue d'y envoyer à grands frais les productions
mêmes dont leur propre fol abonde. Je ne citerai que
l'aloës fuccotrin, qui, pris chez le Fourniffeur, coûte
au Roi 6 l. la livre, & qu'on envoie à l'Ifle-de-France,
tandis que cette Colonie pourroit s'en pourvoir au Cap-
de-bonne Efpérance, à 12 ou 15 f. la livre, argent de
France, fi elle n'en produifoit pas elle-même une très-
grande quantité. Eh! n'eft-il pas honteux que l'Apothi-

temps Directeur, entretenoit un tel ordre,
une telle propreté, & une si grande éco-

caire du Roi de chaque Hôpital ne se donne pas la peine
de faire au moins l'extrait nécessaire pour la consomma-
tion du pays? Cependant, les Nègres de la Pharmacie
appartenant au Roi, rien ne seroit plus facile que cette
extraction, & alors cet extrait ne reviendroit à Sa Majesté
qu'à 2 ou 3 s. la livre (c'est-à-dire, le prix du bois).

Mais les abus de ce genre ont été poussés jusqu'à envoyer d'Europe les préparations les plus susceptibles de
se décomposer par la fermentation, telles que les sirops
& les électuaires. Si je n'avois pas été chargé pendant
quelque temps de régler en France ces sortes de demandes, je n'aurois jamais cru qu'elles eussent été portées
jusqu'à y comprendre les préparations dans lesquelles entrent la rose & l'œillet, après avoir vu les haies des grands
chemins de l'Isle - de - France plantées de ces mêmes ro-
siers, & l'œillet plus multiplié dans cette Colonie qu'en
aucun pays du monde; convaincu d'ailleurs par ma propre expérience, qu'à l'Isle-de-France, comme par-tout,
ce cordial peut être parfaitement remplacé par tout
autre. (*Voyez* Observations générales sur les maladies
des climats chauds, pag. 149 & suivantes, & 191
& 192.)

Pendant tout le temps que j'ai resté à l'Isle-de-France,
la nécessité des demandes des médicamens n'a jamais été
constatée par un procès-verbal des Officiers de santé. Les
mémoires n'ont jamais été signés que par M. l'Intendant
& un Apothicaire. Ce renversement d'ordre, cette in-

nomie dans cet hofpice, que dès la première affemblée qui fuivit la prife de
poffeffion, je crus ne pouvoir mieux faire
que de propofer de placer au grand hôpital ce Chirurgien pour y fervir en cette
qualité, & d'établir fa femme Directrice
de cette maifon. La réfiftance & les contrariétés que j'éprouvai dans cette nouvelle circonftance, ne ralentirent point
mon zèle & mon courage. Je foumis en
même temps à l'affemblée les réformes

---

fraction de l'efprit de toutes les Ordonnances étoient fa-
vorifés par le Secrétaire de M. l'Intendant, qui, pour
fouftraire les médicamens à l'infpection du Médecin &
du Chirurgien-Major, les avoit fait enlever de l'hôpital, avant la prife de poffeffion, pour les placer dans
une maifon adoffée à une fontaine publique, dans laquelle
l'humidité corrompoit tout ; les fels tomboient en *deli-
quium*, les poudres fe moififfoient, &c. L'Apothicaire
qui étoit chargé de ce magafin ne faifoit aucun fervice
dans les hôpitaux, & n'avoit rien de commun avec le
Médecin & le Chirurgien-Major ; mais il étoit l'ami intime du Secrétaire dont nous venons de parler, le
Sieur *Chalan*, tellement connu à Paris, que, n'ayant pu
obtenir la permiffion de s'embarquer fous fon nom, il prit
celui de *Belval*.

que je jugeois néceffaires pour établir dans l'intérieur de cette maifon l'ordre qui me paroiffoit le plus convenable (7).

Le premier moyen d'atteindre au but d'ordre & d'économie que je propofois d'établir dans la grande adminiftration qui nous etoit confiée, fut de former des tableaux d'après lefquels on pût voir l'enfemble de la recette & de la dépenfe, & de tenir à cet effet un regiftre d'entrée & de fortie des malades, qui, en conf-tatant le nombre des individus entrés à l'hôpital, leurs qualités, le jour de leur entrée & celui de leur fortie, préfentât le nombre de journées que chacun d'eux y auroit féjourné.

Les regiftres du Médecin & du Chi-

---

(7) Les réglemens de tout hôpital doivent être établis fur les mêmes principes ; mais ils ne peuvent être uniformes, parce que les difpofitions diverfes & particulières de chacun de ces afyles, rendent utile à l'un ce qui eft nuifible à l'autre. C'eft donc d'après les circonftances & les convenances locales, que les réglemens propres à chaque hôpital doivent être déterminés.

rurgien - Major devoient fervir de con-
trôle au regiftre d'entrée & de fortie,
indiquer le genre de maladie de chaque
individu (*), & préfenter, à la fin de chaque année, une table nofologique, infiniment utile par les obfervations auxquelles les différentes maladies donnent lieu.

Toujours d'après mon plan d'ordre
intérieur, le regiftre d'entrée & de fortie, ceux du Médecin & du Chirurgien-
Major, devant rigoureufement fe rapporter à ceux des Officiers-Major des différens corps militaires, des Ecrivains des
vaiffeaux & de tous les Commiffaires de
détail ayant l'infpection des ouvriers &
matelots, enfin à ceux des Ingénieurs &
des Officiers du Port, la fraude dont
on a accufé, dans tous les temps, les
Adminiftrateurs de cet hôpital, devenoit
déformais impoffible.

D'un autre côté, la Directrice devoit

____

(*) *Voyez* pag. 1 & fuivantes de l'Avertiffement qui
précède mes Obfervations fur les maladies des Nègres.

inscrire journellement toutes les dépenses; tenir à cet effet un regiſtre ſéparé pour le pain, un autre pour la viande, un troiſième pour le vin, un quatrième pour la lumière, le bois & la braiſe, un cinquième pour le blanchiſſage, un ſixième pour la remonte du linge, un ſeptième pour les menues dépenſes de la cuiſine, un huitième pour les dépenſes imprévues, &c. & tous ces regiſtres devoient être viſés, à la fin de chaque ſemaine, par le Commiſſaire, & arrêtés, tous les mois, par les Adminiſtrateurs réunis à l'aſſemblée preſcrite par les Ordonnances.

Le regiſtre pour la pharmacie devoit également être arrêté, toutes les ſemaines, par le Médecin & le Chirurgien-Major, chacun en ce qui les concerne; par le Commiſſaire, tous les quinze jours; &, chaque mois, par les Adminiſtrateurs aſſemblés, après avoir vérifié ſi les états de conſommation préſentés ſeroient conformes aux livres de viſites qui devoient être ſignés tous les jours.

Je propoſai en outre un regiſtre pour les dépenſes des conſtructions ou réparations de bâtimens, que les circonſtances pourroient exiger ; mais aucune dépenſe ne pouvoit être allouée pour les exécuter, qu'autant qu'elles auroient été jugées néceſſaires par les Adminiſtrateurs aſſemblés (8).

L'objet de ces différens regiſtres étoit de ſervir à former l'état de ſituation de la maiſon. Pour y parvenir, il devoit être fait, le premier jour de chaque mois, le relevé des journées, tant des malades reſtés à l'hôpital au premier du mois précédent, & inſcrits ſur un état particulier, que de ceux entrés pendant le cours dudit mois, & portés ſur les regiſtres. De ce relevé réſultoit l'état de ſituation de chaque mois. A la fin de

---

(8) La diſtribution des bâtimens dépendans de l'hôpital doit toujours être déterminée par le Médecin du Roi & le Chirurgien-Major. Il a été dépenſé inutilement tant de ſommes pour cet objet, que l'on ne ſauroit y apporter trop de ſurveillance.

l'année, il devoit donc se trouver douze états de situation, d'après lesquels on formeroit l'état général de l'universalité des dépenses de l'hôpital pendant l'année entière.

Ces états de situation & l'état général étoient autant de tableaux fidèles, qui devoient servir à faire connoître en un clin-d'œil le nombre des malades entrés & soignés à l'hôpital, soit dans le mois, soit dans l'année, la dépense qu'ils auroient occasionnée, & le prix de chaque journée d'hôpital.

Tous les premiers jours de chaque mois, l'extrait de ce journal de recette & de dépense devoit être remis aux Administrateurs-Généraux, au Commissaire de la marine Contrôleur, & adressé au Ministre. Ces différens états de recette & de dépense présentoient des objets de comparaison (9), d'après lesquels le Mi-

---

(9) *Plus grands & plus intéressans à mesure qu'ils embrasseroient plus d'années.*

niftre auroit pu donner les ordres néceffaires, à l'effet de préparer d'avance les opérations ultérieures de prévoyance & d'é-
conomie, en raifon du nombre des troupes
& des vaiffeaux que Sa Majefté entre-
tiendroit dans cette Colonie.

Je préfentai, en même temps, un réglement de police, en vingt-fept articles, fur les devoirs du Médecin, du Chirurgien-Major, des Aides majors, Elèves.
Chirurgiens, Apothicaires & Infirmiers,
par l'exécution duquel il étoit impoffible que les malades, même les arrivans, ne
fuffent pas fecourus promptement, à quelque heure que ce fût, foit du jour, foit
de la nuit.

Ce réglement fut reçu, ainfi que mon
plan d'adminiftration de l'hôpital (10), à

---

(10) Par l'exécution de ce plan, le Chirurgien du
grand Port fut appelé à l'hôpital avec fa famille, & fa
femme en fut nommée Directrice ; la falle des vénériens, ou plutôt leur cachot, fut rendu habitable ; plufieurs falles percées & a récs ; les infirmiers choifis &
furveillés jour & nuit ; les formules fimplifiées, &c. &c.

la faveur de la protection ferme & éclaiŕée du Général ; mais par une fuite des contrariétés fans ceffe renaiffantes qu'éprouvoient toutes les opérations du bien public, il n'en fut exécuté qu'une partie.

Les abus dans toutes les parties de l'adminiftration deshòpitaux étoient d'autant plus difficiles à réformer, qu'ils fubfiftoient depuis l'établiffement de la Colonie, & que le Commiffaire chargé de la furveillance, n'avoit abfolument aucune connoiffance des détails relatifs à cette adminiftration, ce qui renouveloit fans ceffe mes peines & mes embarras, & m'obligea de continuer à coucher à l'hôpital, & de fuivre, moi-même, l'exécution des nouveaux réglemens qui, jufqu'à mon départ, ont fait le falut des malades, & ont réduit la dépenfe de la journée de chacun à vingt-fix ou vingt-fept fols (11).

____

(11) De 6 l. 4 f. 6 d. qu'elle coûtoit fous le régime de la Compagnie des Indes.

Il falloit fans ceffe repréfenter, prier & folliciter pour obtenir les chofes du befoin le plus urgent. L'indifférence pour le falut des malades étoit telle, que j'eus toutes les peines du monde à faire comprendre au Commiffaire de l'hôpital pourquoi le fervice de cette maifon exigeoit qu'il y eût une cloche à la porte (12). Il étoit cependant fi facile d'en fentir la néceffité ! Le portier fonnoit un nombre de coups déterminé par les réglemens (13), pour avertir, à la fois, le Chirurgien de garde, la perfonne qui avoit la clef du dépôt des fecours, & les Infirmiers, qu'il entroit, à l'inftant même, foit un bleffé, foit un vénérien, foit un fébricitant, &c. de forte que le temps néceffaire pour conduire le malade de la porte de l'hofpice à la falle qui lui étoit deftinée, étoit fuffifant pour lui

---

(12) L'on m'objeƈoit fans ceffe qu'*avant nous l'on s'en étoit bien paffé.*

(13) Ces réglemens étoient affichés dans tous les appartemens des ferviteurs des malades.

préparer un lit, apporter une chemise, un gobelet, un pot pour la tisane, en un mot tout ce qui étoit nécessaire à son état. Cette même cloche servoit à avertir les Elèves-Chirurgiens, les Apothicaires & les Infirmiers, de se rendre à leurs devoirs, soit à la visite du Médecin ou à celle du Chirurgien-Major, soit aux pansemens ou à la distribution des alimens, pour voir si l'état des malades n'avoit point changé depuis les visites des Médecin & Chirurgien, & si l'on pouvoit sans dangers donner les alimens prescrits par leurs ordonnances.

Par l'activité, la vigilance & les soins continuels de la Directrice, qui tenoit sans cesse les Infirmiers & les Infirmières à leur devoir, nous parvinmes à garantir les salles de toute mauvaise odeur, même celles des Nègres & des Négresses (14).

---

(14) Les Nègres matelots, charpentiers, maçons, menuisiers, cloutiers, chaufourniers & autres, qui furent rétrocédés au Roi, étoient traités à l'hôpital. Ils ne

Avant

Avant mon arrivée dans cette Colonie, on ne donnoit dans les hôpitaux à cette portion de l'efpèce humaine, ni draps ni paillaffe ; de forte que ceux d'entre ces infortunés, dont les maladies devoient fe terminer par la tranfpiration, étoient autant de victimes immolées à l'infâme avarice des Directeurs.

L'homme de bien qui gouvernoit ces Colonies, (M. Dumas) (15) m'ayant ordonné de prefcrire indiftinctement à tout être malade, de quelque couleur qu'il fût, tous les fecours qui pourroient lui être donnés, je demandai des draps (*) pour

---

coûtoient à Sa Majefté, dans les ateliers, que 3 f. 6 d. par jour de nourriture & d'entretien, comme les Nègres infirmiers.

(15) En parlant (dans les maladies des climats chauds, p. 14 & 15) du défsèchement des marais du Cap, & de la conftruction de que'ques fontaines publiques, j'aurois dû nommer les Adminiftrateurs éclairés & bienfaifans auxquels Saint-Domingue doit ces avantages : ce font MM. de *Peynaud de Villeverd* & *le Braffeur* , qui même ont commencé le Pont de la rivière du Cap.

(*) *Voyez* maladies des Nègres, page 243, note 32.

les Nègres, & même du vin , lorſque cette liqueur leur étoit indiſpenſable dans la convaleſcence. Mais M. *P✶✶* s'oublia tellement dans cette circonſtance, qu'il envoya par écrit une défenſe expreſſe à l'hôpital de donner dans aucun cas du vin aux Nègres malades (*) ; ce qui me détermina , pour y ſuppléer & prévenir la mort de ces malheureux , à leur faire préparer une boiſſon corroborante , telle que je l'ai preſcrite dans mes Obſervations ſur les maladies des Nègres (**).

Les ennemis du bien public s'irritèrent à tel point de mes ſuccès , que les ſervices importans que je rendois, ne furent plus ſuffiſans pour arrêter les effets de leur haine.

Les draps donnés aux Nègres me

(*) *Voyez* maladies des Nègres, pag. 176 & ſuivantes.

(**) *Ibid.* page 274 , note 43 , où l'on peut voir que j'ai eu le bonheur de trouver cette reſſource dans la ſuppreſſion d'un abus très-dangereux.

valurent la menace d'être renvoyé en France. Mais le Gouverneur-Général, sous les yeux duquel j'avois secouru les blessés du siége de Quebec, annonça à M. l'Intendant, que, tant qu'il seroit Gouverneur, il ne priveroit point la Colonie de mes services ; que j'avois été autorisé par lui à étendre mes soins & mes secours jusques sur les esclaves du Roi ; il lui fit dire que l'importance des services que j'avois rendus gratuitement, par mes voyages autour de l'Isle & mes inspections d'hôpitaux, qui y avoient apporté de si grands & de si utiles changemens, tant pour le salut des malades que pour l'économie ; enfin, que mon analyse des eaux & mes expériences sur la nature du sol de la Colonie, au lieu de me mériter la perte de ma place, devoient m'assurer des éloges & des récompenses (16).

---

(16) Ce fut le Confesseur de M. l'Intendant qui alla de sa part au réduit proposer mon renvoi au Général, & qui lui rapporta cette réponse.

Le défordre des hôpitaux eft plus meur-
trier pour les malades que les maladies
même, & ruine la caiffe du Roi. Mais les
Adminiftrateurs infidèles dont il favorife
l'infatiable cupidité, font intéreffés à l'entretenir, & s'en fervent comme d'un voile
pour couvrir leurs honteufes déprédations,
en préfentant, dans leur reddition de
comptes, les hôpitaux, comme le gouffre
qui a englouti le déficit de la caiffe.

Les Ifles de France & de Bourbon en
ont fourni un exemple frappant, immédiatement après le rappel du Général qui
avoit gouverné ces Colonies en 1767 &
1768. Ce contradicteurs prirent de telles
mefures, que je fus rappelé en même
temps que ce Gouverneur; mais comme, pour parvenir à ce but, il avoit fallu
tromper la religion du Miniftre, je fus
calomnié par les ennemis du bien public;
je perdis mon état & ma fortune, fans
qu'il m'ait été poffible de réclamer contre leur injuftice, par l'attention qu'ils
eurent d'avertir leurs complices en France

de fouftraire leurs criminelles dépêches à l'inftant de mon arrivée (17). Cependant la juftice & l'humanité auroient pu venir à mon fecours, & me permettre de prendre mes calomniateurs à partie. L'intégrité des Magiftrats les eût condamnés à payer aux pauvres de ces Colonies une partie des fommes immenfes qu'ils ont retirées de l'hôpital après mon rappel, & cet exemple eût pu, en pareille circonftance, prévenir de femblables atrocités.

Le Miniftre jufte & éclairé qui veille fur nous, & fur lequel le citoyen vertueux & le ferviteur fidèle fondent leurs efpérances, ne s'en fût pas laiffé impofer, ou plutôt la calomnie n'eût jamais ofé fe montrer devant lui; les Ifles de France & de Bourbon feroient peut-être encore adminiftrées, comme elles l'ont été,

_____

(17) M. *Auda*, depuis Chef du bureau de l'Inde, m'a affuré qu'il n'exifte aucune lettre contre moi dans les bureaux.

en 1767 & 1768, par l'homme intè-
gre qui savoit si bien maintenir chacun
à sa place & à son devoir, & dont le
zèle, la vigilance & les lumières auroient
prévenu les prévarications & les crimes
qui ont suivi son rappel; enfin, l'ordre
intérieur que j'avois établi dans les hôpitaux, aussi utile à la conservation des
hommes qu'aux intérêts du Roi, subsisteroit encore, & plus parfait qu'il ne
l'étoit alors.

Il importe à tel point, pour le salut des
troupes & le bien du service de Sa
Majesté, que les Administrateurs Généraux d'une Colonie soient des hommes
vertueux, éclairés & vraiment amis de
l'humanité, que je crois ne pouvoir me
dispenser ici de rendre hommage à la
vérité en faveur de l'Officier Général qui
venoit de prende possession des Isles de
France & de Bourbon au nom du Roi :
c'est que le bien que j'ai fait dans les
hôpitaux de ces Colonies, est incontestablement son ouvrage. Sans lui, sans son

inviolable fidélité à fes devoirs , & fans fa fermeté, ces hofpices n'euffent jamais été rétrocédés à Sa Majefté, par la Compagnie des Indes à qui M. l'Intendant s'obftinoit à vouloir les laiffer , contre le vœu des inftructions communes aux deux Adminiftrateurs ; la tendre follicitude de ce Gouverneur pour ces afyles de l'humanité fouffrante , avoit feule dicté les inftructions qu'il donnoit aux Capitaines des flûtes deftinées pour entretenir l'abondance des bœufs & des tortues ; c'eft ce même fentiment d'humanité qui lui infpiroit les précautions néceffaires à l'effet d'affurer dans tous les temps aux malades une fuffifante quantité de légumes pour corriger l'*alkalefcence* de leurs humeurs , & qui, lorfque des féchereffes exceffives rendoient les fubftances végétales très-rares, le portoit à envoyer à l'hôpital celles qui étoient deftinées pour fa table. C'eft par les ordres de ce Général, que les Officiers des Compagnies alloient, chaque jour, à l'hôpital vifiter leurs foldats malades, & qu'un d'entre eux venoit, auſſi chaque jour, à midi précis, goûter le bouillon, le vin, le pain, & entendre les plaintes de chacun, pour lui rendre compte de tous ces objets. Indépendamment de toutes ces précautions, cet Adminiſtrateur regardoit comme un de ſes devoirs les plus ſacrés, d'y faire, lui-même, de fréquentes viſites, ſur-tout dans des momens où il étoit le moins attendu (1); &, afin que rien ne pût lui échapper, il paſſoit, chaque fois, dans toutes les ſalles, conſoloit, encourageoit & favoriſoit de tout ſon pouvoir l'homme ſouffrant & malheureux.

Telle eſt en partie la ſource des regrets, des larmes & de la conſternation des

---

(18) Ayant eu l'occaſion de me lever une nuit, j'entendis marcher pluſieurs perſonnes vers la ſentinelle; je m'approchai du factionnaire pour lui demander ce que c'étoit. Il me répondit que le Général, faiſant lui-même la ronde de nuit, avoit fait appeler le Chirurgien & les Infirmiers de garde, pour s'informer de l'état des malades qu'on veilloit.

Citoyens de tous les ordres , le jour où ils apprirent qu'ils perdoient leur foutien & leur appui. Tels font en partie les matériaux du monument durable que ce Général a élevé dans l'ame des Citoyens vertueux de ces Colonies. Le fouvenir de fon adminiftration s'y perpétuera d'âge en âge. M. *le Borgne*, Préfet apoftolique , & M. *Dupuy*, Syndic, qu'il honoroit, entre autres, de fon eftime particulière & de fon amitié, annoncèrent qu'ils ne fauroient furvivre à la perte irréparable qu'ils faifoient, ainfi que les deux Ifles; & en effet ils fuccombèrent, peu de jours après, à leur douleur. Vous partez, me dirent-ils , vous perdez votre place; mais que vous êtes heureux d'accompagner l'homme que nous pleurons, & de ne plus refter parmi les méchans qui font nos malheurs !

F I N.

RAPPORT

Fait à la Faculté de Médecine, par MM. Grandclas, Duchanoy, Sigault & Leroux des Tillets.

LA Faculté nous a chargés d'examiner un ouvrage qui a pour titre :

OBSERVATIONS *sur le Tétanos, ses différences, ses causes, ses symptômes, avec le traitement de cette maladie & les moyens de la prévenir. Précédées d'un Discours sur les moyens de perfectionner la Médecine-Pratique dans la zone torride. Suivies d'Observations sur la santé des femmes enceintes dans ces Régions ; leurs maladies aux différentes époques de la grossesse ; l'accouchement & ses suites ; la conservation des nouveau-nés jusqu'à l'adolescence. Terminées par le Rapprochement des vices & des abus des hôpitaux d'entre les tropiques, & les moyens d'y remédier. Par M.* DAZILLE. *Pour servir de développement & de suite à ce que cet Auteur a écrit du Tétanos dans ses ouvrages sur les maladies des Nègres, & sur les maladies des climats chauds.*

Le titre de cet Ouvrage en expose la division générale. Nous suivrons cette division pour vous faire connoître l'Ouvrage de M. *Dazille.*

Dans le Difcours *fur les moyens de perfectionner la Médecine-Pratique entre les tropiques*, l'Auteur indique les connoiffances locales qu'un Médecin des Colonies doit acquérir pour exercer utilement fon art. Il s'élève contre l'ufage où font quelques Médecins d'accepter des charges de judicature, de fe livrer trop excluffvement à l'étude de l'Hiftoire naturelle, ou de la Botanique, ou de l'Agriculture. Dans le plan de conduite que trace M. *Dazille*, tout le temps du Médecin fe trouve confacré au bien général, foit en donnant aux malades les foins qu'il leur doit, foit en répandant les lumières de l'inftruction parmi ceux qui doivent le feconder dans les hôpitaux ou dans les habitations ; auffi M. *Dazille* établit-il, comme une chofe indifpenfable, que le Médecin du Roi poffède la connoiffance des différentes parties de la Médecine, qu'il puiffe dans l'occafion les pratiquer toutes, & qu'il foit même en état d'en faire des démonftrations.

Les Chirurgiens font obligés, par les Réglemens, de faire une année d'exercice dans l'hôpital du Roi, avant d'avoir la liberté de pratiquer dans la Colonie. Une partie de ce temps, dont M. *Dazille* voudroit que l'on prolongeât la durée, feroit employée à fuivre les leçons que le Médecin feroit fur l'*anatomie*, la *phyfiologie*, la *botanique*, la *chymie*, la *pharmacie*, l'*hygiène*, la *pathologie* ; les inftituts & les opérations de *Chirurgie*, la *matière médicale* & la *thérapeutique* ; enfin, la *médecine civile*, la *médecine légale*, & la *médecine pratique*.

M. *Dazille* diftingue celles de ces différentes parties de la médecine, qui n'exigent de la part du Profeffeur que des généralités ; il indique celles qui ont befoin d'être expliquées plus en détail ; il répond d'avance aux objections que l'on pourroit lui faire; c'eft ainfi que 1°. il donne les moyens d'étudier l'anatomie fans s'expofer aux dangers que la chaleur du climat peut faire redouter; 2°. il ve t que l'on ne cultive de la botanique que les plantes en ufage dans l médecine, particulièrement celles que la Colonie produit, 3° il confeille de borner la chymie aux préparations pharmaceutiques, & de s'attacher à bien connoître l'altérat on & fur-tout la falfification des médicamens; 4°. il défire que le Médecin applique les préceptes de l'hygiène aux habitans dont la fanté lui eft confiée; 5°. il l'engage à traiter dans les leçons qu'il fera fur la Chirurgie, les accouchemens, les ma adies des yeux & celles des dents; 6°. il prefcrit de développer la Médecine légale, & de parler en détail de l'effet des poifons & de l'infanticide; 7°. enfin, il infifte fur l'enfeignement de la Médecine-pratique, & fait voir l'avantage qui réfultera de diftinguer les maladies des Européens entre les tropiques, des naturels du pays, des créoles, des femmes, des enfans, &c. Il fait remarquer parmi ces maladies, celles qui font le plus redoutables, & il établit des règles générales pour le traitement.

Ce ne font point des préceptes ifolés que donne M. *Dazille*; tout fe rapporte directement à la pratique; tout ce qu'il dit paroit fondé fur une connoiffance parfaite de plufieurs de nos Colonies, du tempérament des Colons, de leurs mœurs, de leurs ufages, en un mot, de leur manière de vivre. Par-tout il rapporte des obfervations qui lui font propres & qui viennent à l'appui de fon fentiment : ces obfervations font très-intéreffantes.

En expofant ce que M. *Dazil'e* attend du Médecin du Roi, nous n'avons pas befoin de faire remarquer qu'un homme, pour être digne de remplir cette place,

doit être très inftruit & plein de zèle ; mais perfuadé que
l'exécution des confeils qu'il donne eft au-deffus des forces d'un feul homme , M. *Dazille* établit la néceffité de
nommer un fecond Médecin du Roi qui partage les travaux avec le premier : il invite en outre les deux Médecins à s'unir intimement avec le Chirurgien en chef
de l'hôpital du Roi , pour qu'il les aide à rendre plus
complette l'inftruction des Elèves qui doivent un jour fe
difperfer dans toute la Colonie , & coopérer avec eux
à la guérifon des malades & à l'ordre qui doit regner
dans les hôpitaux.

M. *Dazille* s'occupe beaucoup de cette dernière partie : *l'adminiftration intérieure des hôpitaux.* Il entre
dans les plus grands détails fur tout ce qui regarde le
Médecin , le Chirurgien & les Elèves ; fur ce qui a rapport
aux médicamens , aux abus dans les fournitures faites par
entreprife ; à la propreté , à l'exactitude & à la promptitude dans le fervice. Nous nous permettrons de dire ici
qu'il convenoit de faire ces remarques à M. *Dazille* qui ,
par fes foins dans les différens Pays où il a été chargé
de diriger les hôpitaux , eft quelquefois parvenu à diminuer des cinq fixièmes la mortalité qu'on y obferve
communément.

Obfervations fur le Tétanos.

Le *tétanos* a été connu dès les premiers âges de la
Médecine. Plufieurs Auteurs ont parlé de cette maladie , mais aucun , peut-être , ne l'a fait d'une manière
pofitive & fatisfaifante ; ainfi des obfervations recueillies
par un Médecin qui a eu fouvent & pendant long-
temps occafion de voir & de traiter cette maladie ; des

obſervations faites ſans prévention, ſans eſprit de ſyſ-
tème, & rapportées avec candeur, ſont un préſent à faire
à la Médecine ; c'eſt un ſervice à rendre en général à
l'humanité, & en particulier aux pays où le *tétanos* eſt
fréquent.

Dans la première partie de ſes Obſervations, M.
Dazille examine un Ouvrage imprimé en 1786, avec le
titre de *Projet d'inſtruction ſur une maladie convulſive,
fréquente dans les Colonies de l'Amérique, connue ſous
le nom de tétanos, demandé par le Miniſtre de la
Marine, à la Société Royale de Médecine.*

. M. *Dazille* remarque que la plupart des Auteurs de
ce projet d'inſtruction n'ayant point vu le tétanos dans
les pays où il fait le plus de ravage, & par conſéquent
ayant été obligés de s'en rapporter aux Mémoires qui leur
ont été communiqués, ont été quelquefois induits en
erreur.

Dans le projet d'inſtruction, 1°. on admet pour cauſes
du tétanos, la *ſuppreſſion des règles*, des *lochies*, du
flux hémorroïdal, d'un *cautère* ou de tout autre exutoire ;
celle d'un *écoulement vénérien*, d'un *ancien ulcère* ; la
répercuſſion de la *petite vérole*, de la *rougeole*, ou d'une
maladie cutanée quelconque ; la préſence des *vers*, *l'ivreſſe*,
&c. M. *Dazille* n'eſt pas de cette opinion : il la com-
bat en s'appuyant par-tout ſur l'expérience ; il ſoutient
que ſouvent les Auteurs des Mémoires d'après leſquels
l'Ouvrage cité a été rédigé, ont plutôt-cherché à
donner du nouveau & du merveilleux, qu'à rapporter des
obſervations bien faites & en aſſez grand nombre pour
mériter de faire autorité. Il indique les maladies qui
réſultent communément des cauſes auxquelles ils ont
attribué le tétanos ; il diſtingue en Médecin inſtruit,

en Praticien qui a bien obfervé les fignes qui ne permettent pas de confondre ces maladies avec le tétanos même ; & cela lui fournit occafion de faire des remarques très-importantes, notamment fur les fymptômes fpafmodiques qui manifeftent quelquefois la préfence des vers, fur l'irritation nerveufe qui eft la fuite de l'ivreffe, fur les convulfions qui accompagnent le *cholera -morbus* , &c. Ces obfervations ne peuvent être que très-utiles à ceux qui doivent exercer la médecine entre les tropiques.

2°. Dans le projet d'inftruction on regarde l'air de la mer comme mal-fain, & comme caufe du *tétanos*. M. *Dazille*, au contraire, attribue à cet air les qualités les plus falubres. Il confidère avec le Docteur *Lind*, l'air de la mer comme un remède dans les maladies que quelques Auteurs, moins inftruits ou moins attentifs, ont pris pour le *tétanos*. Telle eft cette efpèce de paralyfie qui a lieu en Afie pendant la mouffon du nord-eft, & qui eft connue dans les établiffemens Anglois fous le nom de *barlier* , & dans les poffeffions Françoifes fous celui de *coup-d'air ;* maladie que l'on ne guérit qu'en faifant voyager fur mer ceux qui en font attaqués. Ici les obfervations de M. *Dazille* portent encore un caractère de certitude ; elles ont été faites à la côte de Malabar, à celle de Coromandel, à Cayenne, & dans plufieurs autres de nos Colonies ; elles ont été répétées à la mer dans de longs voyages', pendant lefquels on eft obligé de couper plufieurs fois la ligne équinoxiale ; elles ont eu pour objet un très-grand nombre d'individus, & notamment l'Auteur lui-même, qui doit forcer, par l'enfemble de fes preuves, à être de fon avis.

D'ailleurs M. *Dazille* affure que le tétanos n'eft pas moins fréquent dans l'intérieur des terres, que fur les bords de la mer : les faits qu'il cite à ce sujet sont très-multipliés ; ils sont extraits de divers Auteurs ; ils sont arrivés dans des contrées fort éloignées les unes des autres : mais ce qui paroît le plus concluant , c'est de voir que le tétanos , ou mal de mâchoire décrit par M. *Madier* sous le nom de *farrette*, règne assez souvent sur les enfans du Vivarais, à d'assez grandes distances de la mer. C'est surtout de voir cette maladie exercer ses ravages au milieu de Paris, si, comme le prétend M. *Dazille*, les accidens qui attaquent les enfans nouveau - nés à l'hôpital des enfans-trouvés , ne sont qu'un vrai tétanos dans lequel il remarque que » *l'endurcissement du tissu cellulaire, la con-* » *vexité de la plante des pieds*, la courbure *apparente* des » extrémités, le resserrement des mâchoires, la difficulté » d'avaler , sont autant de suites nécessaires de la con- » traction des muscles. » Il observe encore que cette maladie n'est point l'effet d'une affection que les enfans apportent en naissant ; mais qu'elle est causée par le froid qui supprime la transpiration, & qu'elle est infiniment plus fréquente en hiver & dans les temps froids, qu'en été & dans les temps chauds.

M. *Dazille* distingue le tétanos en essentiel , & en *accidentel* ou *symptomatique* : il divise en dix Chapitres ce que son expérience lui a appris sur cette maladie.

Causes du Tétanos.

Le premier Chapitre a pour objet *les vraies causes du tétanos*. La cause première ou immédiate de cette maladie est , selon M. *Dazille*, ou les variations de l'atmosphere qui passe subitement du chaud au froid , & occasionne la suppression de la transpiration, ou un froid

piquant

piquant & foutenu dont on fupporte long-temps l'impreffion, & qui de même arrête la tranfpiration contre l'obfervation faite dans l'hôpital des enfans-trouvés M. *Dazille* cite deux exemples tirés du Journal de Médecine, vol. LXX, page 426, qui viennent à l'appui de fon fentiment. Il regarde ces caufes comme communes au *tétanos* effentiel & au *tétanos* accidentel Mais quoique, felon lui, le *tétanos* puiffe avoir lieu dans tous les climats, il eft plus fréquent & plus redoutable entre les tropiques & dans les Pays où il y a des montagnes très-élevées.

Le *tétan s* accidentel reconnoît pour caufes prédifpofantes, en général, toutes les maladies dans lefquelles le genre nerveux eft gravement affecté ; de forte que fi l'irritation nerveufe eft foible, elle occafionne de légers mouvemens fpafmodiques ; fi elle eft plus forte, on voit naître les convulfions. fi elle eft extrême, le *tétanos* a lieu. C'eft pourquoi on le voit furvenir principalement dans les cas de bleffures, & après les opérations de Chirurgie. C'eft toujours à la fuite des combats que l'on rencontre le plus cette affection fpafmodique, lorfque les bleffés fe trouvent placés dans des endroits bas & humides, ou lorfque la température vient à changer fubitement ; ce que M. *Dazille* a vu arriver d'une manière bien marquée en 1759, pendant le bombardement de Quebec.

Tétanos des enfans.

En parlant du *tétanos* des enfans, ou mal de mâchoire dans les enfans nouveau-nés, M. *Dazille* remarque que les enfans des Blancs y font naturellement auffi difpofés que les enfans des Nègres, & que fi ces derniers en font les victimes en plus grand nombre, il faut en rechercher la caufe dans le peu de foin que l'on prend de les garantir de l'humidité & des variations de l'atmofphère : auffi cette maladie eft-elle beaucoup plus fréquente dans les habitations dont les Nègres font mal traités. Notre Auteur obferve encore que quelquefois on prend pour un commencement de *tétanos*, une foibleffe extrême, due fouvent à l'infection vénérienne qui empêche l'enfant de téter.

Moyens de prévenir le Tétanos effentiel.

Les moyens de prévenir le *tétanos* effentiel font fimples ; ils fe bornent, 1°. à éviter, lorfqu'on eft en fueur, de s'arrêter dans des lieux bas, trop frais, ou trop humides ; 2°. à foutenir l'eftomac par des boiffons fortifiantes, fur-tout dans les marches & les travaux forcés, entrepris dans des mauvais temps, avec l'attention de ne point prendre de liqueurs fpiritueufes pures, qui fuffifent quelquefois pour caufer des convulfions, mais de les étendre avec de l'eau, de les édulcorer, & de les aromatifer ; 3°. à prendre pendant le jour des précautions contre les variations de l'atmofphere, en fe vétiffant convenablement ; 4°. à ne pas coucher par terre fur des nattes, fans drap ni couverture, comme cela arrive fouvent dans les pays chauds ; mais à élever fon lit, à fe coucher fur des matelas, ou au moins fur des paillaffes, à fe bien couvrir le corps, pour prévenir la répercuffion de la tranfpiration.

En parlant des moyens de prévenir le *tétanos* accidentel, M. *Dazille* s'élève fortement contre l'emploi que l'on fait des fpiritueux, des irritans, des ligatures dans le traitement des plaies récentes, ou dans celui que l'on pratique à la suite des opérations ; & comme l'usage de ces moyens est depuis long-temps & généralement adopté, les réflexions de M. *Dazille* nous paroissent mériter une attention particulière. Notre Auteur prescrit une marche toute opposée à la routine anciennne. Il entre dans les plus grands détails relativement, 1°. au pansement des blessures considérables & des blessures légeres en apparence, telles qu'une piquûre, sur-tout au pied, & dans lesquelles les incisions sont quelquefois avantageuses, quoiqu'en général on doive, entre les tropiques, s'abstenir de l'instrument tranchant ; 2°. aux moyens de défendre les plaies du contact de l'air, & de faire en sorte que le degré de température soit toujours le même dans la chambre du malade ; 3°. aux précautions infinies qu'il conseille de prendre dans les cas où les opérations sont d'une nécessité indispensable ; 4°. aux soins qu'exige le moral du malade ; & à cet égard il remarque judicieusement que la Médecine entre les tropiques peut être regardée comme *individuelle*, parce que les maladies, loin d'être simples, comme l'ont avancé quelques Auteurs, prennent au contraire un caractère aussi varié que l'est celui des individus malades.

Ensuite, confondant ensemble ce qu'il a dit sur l'usage des spiritueux, des irritans, des ligatures dans les grandes plaies, les opérations, enfin ce qu'il a établi sur les précautions que l'on doit prendre dans les blessures légères, M. *Dazille* rapporte, 1°. des observations dans lesquelles il a été assez heureux pour prévenir le *tétanos*, quoiqu'il y eût tout lieu de le craindre ; 2°. des observations de M. *Léonard Gillepsie*, Chirurgien de la Marine en Angleterre (*) , dans lesquelles un traitement convenable des plaies & des ulcères & un régime approprié ont prévenu le *tétanos* ; traitement & régime conformes aux observations que donne M. *Dazille* , non-seulement dans l'ouvrage dont nous nous occupons maintenant, mais encore dans ses observations sur les maladies des climats chauds. 3°. D'autres observations dont il a été témoin dans les Colonies , ou qui ont été faites en Europe, & dans lesquelles le *tétanos* accidentel est survenu , faute d'avoir porté aux blessures légères l'attention qu'elles méritent, faute d'avoir traité convenablement les grandes plaies, ou pour avoir fait la ligature à la suite des amputations.

Ce chapitre est terminé par l'exposé de la conduite à tenir pendant la convalescence des blessés, pour prévenir le *tétanos*.

Traitement du Tétanos des adultes.

M. *Dazille* distingue ce qu'il convient de faire dans le traitement du *tétanos essentiel*, & dans celui du *tétanos accidentel*. Dans le *tétanos essentiel*, il prescrit, lorsqu'il y a pléthore sanguine , d'avoir recours à la saignée, avec les précautions nécessaires ; & lorsqu'il y a pléthore humorale , d'employer les vomitifs. Dans les deux cas, il donne des règles à suivre pour l'usage de l'extrait d'opium ; il recommande de ne l'administrer que dégagé de sa partie vireuse & retirée par le moyen de l'eau froide. Il indique l'emploi du

---

(*) Extrait du Journal de Médecine de Londres, vol. VI, 4ᵉ. partie de l'année 1785 , page 373 ; traduit par M. *Assollant* , & inséré dans le Journal de Médecine de Paris , vol. LXXIV , page 430.

laudanum liquide de Sydenham, du camphre, du musc, des lavemens, soit simplement émolliens, soit faits avec l'opium, des bains, des épithêmes, des embrocations & de l'application des ravets.

Il s'occupe des moyens de soutenir les forces du malade, de favoriser & d'entretenir la transpiration. Il conseille de donner aux malades tous les secours moraux dont ils sont susceptibles, lors même que le mal laisse peu d'espérance.

En exposant les moyens propres à combattre le *tétanos accidentel*, notre Auteur insiste principalement sur l'usage du laudanum liquide, ou de l'extrait d'opium dont la dose doit être augmentée graduellement : il s'attache à relever ce qu'il regarde comme de grandes erreurs dans ce qu'a dit M. *Desportes* sur le *tétanos*. Sans vouloir décider du mérite de ces deux Médecins, nous ne pouvons dissimuler que M. *Dazille* parle de ce qu'il a vu, de ce qu'il a observé pendant plus de trente ans dans les quatre parties du monde ; ses observations portent un caractère de vérité que l'on ne peut se refuser de sentir, & ses raisonnemens sont appuyés sur des connoissances très-étendues, sur les principes de la plus saine doctrine, enfin sur une expérience longue & heureuse.

Moyens de prévenir le Tetanos dans les enfans.

Les préceptes que donne M. *Dazille* pour prévenir le *tétanos* dans les enfans, s'étendent depuis la grossesse des mères jusqu'à l'époque où les enfans ont pris assez de force pour être moins exposés à cette funeste maladie. Ces préceptes sont relatifs à la température qui convient aux enfans, & aux moyens d'entretenir cette température, soit en corrigeant les vices de l'air, soit en vérissant les jeunes individus d'une manière convenable. Ils ont rapport à la sortie du méconium, aux tranchées & aux accidens qui en résultent, enfin au mal vénérien.

Traitement.

Le traitement du *tétanos* dans les enfans se rapporte à celui qui est indiqué pour le *tétanos* des adultes. M. *Dazille* conseille d'avoir recours au laudanum, & même à l'extrait d'opium, lorsque la maladie ne fait encore que menacer, & que les mâchoires commencent à se serrer. Mais quand la déglutition est devenue difficile ou même impossible, il faut employer l'opium en lavement, en ayant soin alors d'en doubler la dose. Quelquefois on applique ce médicament à la plante des pieds. Ce Chapitre est terminé par une observation dans laquelle M. *le Breton*, Chirurgien de cette ville, a obtenu le plus heureux succès en traitant un *tétanos* par la méthode de M. *Dazille.*

Grossesse, accouchement & ses suites.

Dans l'intention de rendre son Ouvrage plus utile à ceux qui se destinent à exercer la médecine ou la chirurgie entre les tropiques, M. *Dazille* traite sommairement, 1e. de la conception. Il considère les qualités morales & physiques que doivent avoir le père & la mère pour que cet acte s'accomplisse suivant le vœu de la nature. 2e. De la grossesse : il indique les soins que cet état exige, le régime qui lui est propre, les maladies qui peuvent survenir pendant sa durée. 3e. De l'accouchement : il expose les circonstances particulières qui l'accompagnent entre les tropiques, & à ce sujet il rapporte deux

obfervations qui prouvent avec quelle facilité l'accouchement s'opère dans les pays chauds , & combien on doit
y compter fur la nature. 4°. De la couche : il fait connoître quelques-uns des accidens qui en font la fuite.
5°. De l'allaitement & de la nourriture des enfans : il entre
dans des détails fur le choix d'une nourrice, fur ce qu'il
convient de faire pour favorifer la lactation, pour donner
ou conferver au lait les qualités requifes ; enfin fur les
alimens que l'on doit joindre au lait ; 6°. des maladies
qui attaquent les enfans depuis la naiffance jufqu'à l'adolefcence ; telles font la fortie difficile du méconium,
les tranchées, la dentition, le mauvais état du bas-
ventre , la maladie vénérienne, &c.; & il s'occupe des
moyens de remédier à ces maladies. On peut affurer
que , quoiqu'en général les remarques contenues dans ce
Chapitre ne foient pas neuves, cependant M. *Dazille* rend
un fervice effentiel, en faifant, à l'égard des femmes
& des enfans qui habitent entre les tropiques , une heureufe
application de ce que l'on trouve inféré dans plufieurs
Traités d'accouchemens , de maladies des femmes & des
enfans, & de ce que l'expérience journalière apprend
de plus certain fur cette importante matière,

Rapprochement des vices & des abus des hôpitaux
a'entre les tropiques.

Nous ne pouvons entrer dans le détail de ce que contient ce chapitre, qui eft le réfumé de ce qui eft répandu
dans les différens ouvrages de M. *Dazille.* Nous nous
contenterons de dire que ce ne font point de vaines dé-
clamations, des lieux communs, mais l'expofé de ce qui
eft arrivé à ce Médecin dans divers hôpitaux des Colo-

nies ; c'eſt un tableau des excès auxquels peut porter la cupidité ſoutenue de l'ignorance, de la préſomption, de l'eſprit de domination. Ce ſont des hommes coupables envers l'humanité, par le mépris qu'ils ſont des devoirs les plus ſacrés, que M. *Dazille* eſſaye de faire rougir, en leur préſentant une glace fidelle qui rend leur difformité. Cette difformité doit paroître d'autant plus hideuſe, que la même glace rend les traits d'un homme vertueux, qui ſeul ſeconda les efforts de M. *Dzille*, qui employa ſon autorité pour faire établir & pour ſoutenir les réglement dictés par ce Médecin. La révolution heureuſe qui s'opéra dans les hôpitaux de l'Iſle de France, fut telle, que des malades qui coûtoient par jour 6 liv. 4 ſ. 6 d. quoiqu'ils manquaſſent des choſes les plus néceſſaires relativement à la nourriture, aux médicamens à & toutes les commodités acceſſoires qui dépendent du ſervice des hôpitaux, quoiqu'ils fuſſent entaſſés & confondus ſans égard pour les différens genres de maladies, n'ont coûté, pendant que M. *Dazille* eſt reſté dans cette Colonie, que 26 à 27 ſols ; ils ont été claſſés & p'acés commodément, & ont été abondamment pourvus de ce qui pouvoit favoriſer leur prompt rétabliſſement. M. *Dazille* a éprouvé de grandes difficultés pour faire le bien ; mais pendant ſon ſéjour à l'Iſle de France, il a eu la douceur, au milieu des contrariétés de tous genres, de réduire la mortalité au cinquième de ce qu'elle étoit avant lui. Il profite aujourd'hui de l'occaſion que lui fournit le ſujet qu'il traite, pour éclairer ſur des abus funeſtes, dans l'eſpoir, cher à ſon cœur, d'empêcher à l'avenir que l'adminiſtration des hôpitaux ne ſe faſſe par entrepriſe.

Tels ſont, Meſſieurs, les différens points qui ſont traités dans l'ouvrage dont vous nous avez chargés de vous

rendre compte. Par-tout M. *Dazille* s'y montre Médecin vraiment obfervateur, Ecrivain de bonne foi & très-
inftruit. Dans plufieurs endroits, il n'a pas craint de fe
répéter, de s'éloigner quelquefois de l'objet qu'il traitoit,
quand cela lui donnoit l'occafion de faire connoître des
obfervations intéreffantes. Il n'a pas cherché à courir
après les graces du langage, après les tournures recher-
chées ; il a même quelquefois négligé d'exprimer fes idées
d'une manière auffi con ife, auffi correcte que l'on pourroit le défirer; fa feule intention a été d'être clair, très-
intelligible, & fur-tout d'être utile; & il nous femble qu'il
a pleinement réuffi. M. *Dazille* renvoie fouvent les lec-
teurs à fes propres ouvrages, & on ne peut lui en faire
un reproche, puifque le fujet qu'il traite eft prefque neuf.
Il s'appuie fur des obfervations tirées de fa feule pratique;
mais cette pratique eft le réfultat de plus de trente ans
d'exercice de la Médecine & de la Chirurgie entre les
tropiques. Quel Auteur pouvoit-il citer dont il fût plus
sûr que de lui-même ? Ce moyen, nous le favons, n'eft
pas celui d'étaler pour ainfi dire un luxe d'érudition, mais
c'eft celui de ne point s'abufer & de ne point induire en
erreur ceux qui confultent nos ouvrages. Il feroit à défirer que tous ceux qui ont l'ambition de faire des vo-
lumes, fe contentaffent de rapporter modeftement leurs
obfervations; nous ferions garantis de ces traités dont les
trois quarts de ce qui les compofe font en citations,
dans lefquels on a de la peine à appercevoir quelques
faits de Médecine noyés dans de vaines differtations,
dans des préceptes vagues, & dont la lecture n'apprend
rien, finon que tel a fait fur cette matière l'extrait de
différens Auteurs.

D'après ces confidérations, nous penfons que la Faculté

doit applaudir au zèle de M. *Dazille*, dont le travail, qu'il eſt à déſirer qu'on rende public, ſera très-utile à la Médecine, & particulierement aux gens de l'art, qui ſe deſtinent à pratiquer la Médecine & la Chirurgie dans les Pays où l'Auteur a fait le plus grand nombre de ſes obſervations. *Signé* GRANDCLAS, DUCHANOY, SIGAULT, LE ROUX DES TILLETS.

DÉCRET

De la Faculté de Médecine de Paris.

L'AN mil ſept cent quatre-vingt-huit, le ſecond jour du mois de Mai, la Faculté de Médecine de Paris, aſſemblée en ſes Ecoles ſupérieures à cinq heures de relevée, ayant entendu la lecture du Rapport ci-deſſus, l'a adopté d'un avis unanime en tout ſon contenu, & a applaudi généralement à la manière dont il étoit conçu : en conſéquence, elle a donné ſon approbation à l'ouvrage de M. *Dazille*; elle a cependant décidé que M. *Dazille* ne pourroit faire uſage de cette approbation, qu'autant qu'il feroit imprimer à la fin de ſon ouvrage ledit Rapport en tout ce qu'il contient; & j'ai conclu avec elle. *Signé* EDME-CLAUDE BOURRU, *Doyen.*

TABLE RAISONNÉE

Des matières contenues dans cet Ouvrage.

DISCOURS

Sur les moyens de perfectionner la Médecine-pratique entre les tropiques.

ANATOMIE.

PHYSIOLOGIE.

MÉDECINE LÉGALE.

INSTITUTS ET OPÉRATIONS DE CHIRURGIE.

HERNIES.

ACCOUCHEMENS.

MALADIES DES YEUX.

MALADIES DES DENTS.

POISONS.

POISON LENT.

OBSERVATIONS SUR LE TÉTANOS.

INTRODUCTION.

CHAPITRE PREMIER.

Examen du Projet d'inftruction *fur le* Tétanos, *publié par la Société Royale de Médecine.*

CHAPITRE II.

Çauſes du Tétanos.

CHAPITRE III.

Caufes du Tétanos *des enfans, ou* mal de mâchoire.

CHAPITRE IV.

Dangers des spiritueux & des stimulans dans le pansement des blessés.

CHAPITRE V.

Moyens de prévenir le Tétanos *essentiel.*

CHAPITRE VI.

Moyens de prévenir le Tétanos *accidentel.*

On

G g

CHAPITRE VII.

Traitement du Tétanos *essentiel.*

CHAPITRE VIII.

Traitement du Tétanos accidentel. Examen des remèdes confeillés par Defportes.

CHAPITRE IX.

Moyens de prévenir le Tétanos , mal de mâchoire des nouveau-nés.

CHAPITRE X.

Traitement du Tétanos des enfans.

Ce traitement est le même que pour les hommes, à quelques modifications près qu'exigent la foiblesse de leur âge, & autres circonstances, 321 *& suiv.*

OBSERVATIONS

Sur la santé des femmes enceintes entre les tropiques, leurs maladies aux differentes époques de cet état ; l'accouchement & ses suites ; la naissance des enfans nouveau-nés jusqu'à l'adolescence.

CONCEPTION.

GROSSESSE.

MALADIES DES FEMMES GROSSES.

MALADIES DES ENFANS.

RAPPROCHEMENT

Des vices & des abus des Hôpitaux d'entre les tropiques , ainſi que des moyens d'y remédier , 390

Fin de la Table.

APPROBATION.

J'ai lu, par ordre de Monseigneur le Garde des Sceaux, un manuscrit intitulé : *Observations sur le Tétanos, ses différences, ses causes & ses symptômes, avec le traitement de cette maladie & les moyens de la prévenir. Précédées d'un Discours sur les moyens de perfectionner la Médecine-Pratique entre les tropiques. Suivies d'Observations particulières sur la santé des femmes enceintes dans ces régions ; sur leurs maladies aux différentes époques de la grossesse, sur l'accouchement & ses suites, sur la conservation des nouveau-nés jusqu'à l'adolescence. Avec un Rapprochement des vices & des abus qui existent dans les hôpitaux situés sous la zone torride, & d'un Rapport de la Faculté de Médecine de Paris sur les Ouvrages précédens.* Ce Rapport me dispense de porter aucun jugement sur le mérite des ces Ouvrages, dans lesquels je n'ai rien trouvé qui puisse en empêcher l'impression. A Paris, ce 18 Mai 1788.

BOSQUILLON.

PRIVILÉGE GÉNÉRAL.

LOUIS, par la grâce de Dieu, Roi de France & de Navarre : A nos amés & féaux Conseillers, les Gens tenans nos Cours de Parlement, Maîtres des Requêtes ordinaires de notre Hôtel, Grand-Conseil, Prévôt de Paris, Baillifs, Sénéchaux, leurs Lieutenans civils & autres nos Justiciers qu'il appartiendra. SALUT :

Notre amé le Sieur DAZILLE, Nous a fait exposer qu'il defireroit faire imprimer, & donner au Public des *Obfervations fur le Tétanos, fes caufes, fes fymptômes, avec le traitement de cette maladie & les moyens de la prévenir, &c.* s'il Nous plaifoit lui accorder nos Lettres de Privilége pour ce néceffaires. A CES CAUSES, voulant favorablement traiter l'Expofant, Nous lui avons permis & permettons par ces Préfentes, de faire imprimer ledit Ouvrage autant de fois que bon lui femblera, & de le vendre, faire vendre & débiter par tout notre Royaume; voulons qu'il jouiffe de l'effet du préfent Privilège, pour lui & fes hoirs à perpétuité, pourvu qu'il ne le rétrocède à perfonne; & fi cependant il jugeoit à propos d'en faire une ceffion, l'acte qui la contiendra fera enrégiftré en la Chambre Syndicale de Paris, à peine de nullité, tant du Privilège que de la Ceffion; & alors, par le fait feul de la Ceffion enrégiftrée, la durée du préfent Privilège fera réduite à celle de la vie de l'Expofant, ou à celle de dix années, à compter de ce jour, fi l'Expofant décède avant l'expiration defdites dix années; le tout conformément aux articles IV & V de l'Arrêt du Confeil du 30 Août 1777, portant Réglement fur la durée des Privilèges en Librairie. Faifons défenfes à tous Imprimeurs, Libraires & autres perfonnes, de quelque qualité & condition qu'elles foient, d'en introduire d'impreffion étrangere dans aucun lieu de notre obéiffance; comme auffi d'imprimer ou faire imprimer, vendre, faire vendre, débiter ni contrefaire ledit ouvrage fous quelque prétexte que ce puiffe être, fans la permiffion expreffe & par écrit dudit Expofant, ou de celui qui le repréfentera, à peine de faifie & de confifcation des exemplaires contrefaits, de fix mille livres d'amende qui ne pourra être modérée

jour

pour la première fois , de pareille amende & de déchéance d'état en cas de récidive, & de tous dépens,
dommages & intérêts, conformément à l'Arrêt du Conseil du 30 Août 1777 , concernant les contrefaçons : à
la charge que ces Présentes seront enregistrées tout au
long sur le regiftre de la Communauté des Imprimeurs
& Libraires de Paris, dans trois mois de la date
d'icelles ; que l'impression dudit Ouvrage sera faite dans
notre Royaume & non ailleurs , en bon papier & beaux
caracteres, conformément aux Réglemens de la Librairie,
à peine de déchéance du préfent Privilège ; qu'avant
de l'expofer en vente, le Manufcrit qui aura fervi
de copie à l'impreffion dudit Ouvrage , fera remis
dans le même état où l'approbation aura été donnée,
ès mains de notre très-cher & féal Chevalier Garde des
Sceaux de France, le Sieur DE LAMOIGNON , Comman-
deur de nos Ordres; qu'il en fera enfuite remis deux
exemplaires dans notre Bibliothèque publique, un dans
celle de notre Château du Louvre , un dans celle de
notre très-cher & féal Chevalier Chancelier de France ,
le Sieur DE MAUPEOU, & un dans celle dudit fieur DE
LAMOIGNON ; le tout à peine de nullité des Préfentes.
Du contenu defquelles vous mandons & enjoignons de
faire jouir ledit Expofant & fes hoirs pleinement
& paifiblement , fans fouffrir qu'il leur foit fait aucun
trouble ou empêchement. Voulons qu'à la copie des Préfentes , qui fera imprimée tout au long , au commencement ou à la fin dudit Ouvrage, foit tenue pour duement
fignifiée , & qu'aux copies collationnées par l'un de
nos amés & féaux Confeillers-Secrétaires, foi foit ajoutée
comme à l'original. Commandons au premier notre
Huiffier ou Sergent fur ce requis, de faire pour l'exécution
d'icelles tous actes requis & néceffaires, fans demander
H h

autre permiſſion , & nonobſtant clameur de Haro ;
Charte Normande & Lettres à ce contraires : car tel eſt
notre plaiſir. Donné à Paris le vingt-ſixieme jour du mois
de Mai, l'an de grâce mil ſept cent quatre-vingt-huit , &
de notre Règne le quinzième. Par le Roi en ſon Conſeil,
LEBEGUE.

*Regiſtré ſur le Regiſtre XXIII de la Chambre Royale
& Syndicale des Libraires & Imprimeurs de Paris ,
no. 1664 , conformément aux diſpoſitions énoncées dans
le préſent Privilège , & à la charge de remettre à la-
dite Chambre les neuf Exemplaires preſcrits par l'Ar-
rét du Conſeil du 16 Avril 1785. A Paris , le 18
Juillet 1788. NYON l'aîné, Adjoint.*

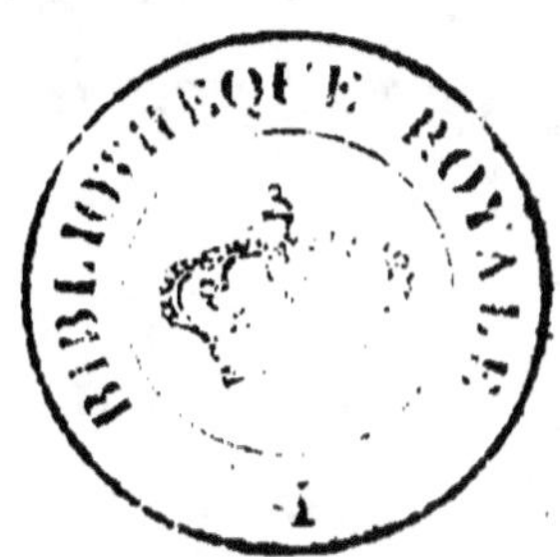

On trouve chez le même Libraire :

Obſervations générales ſur les maladies des climats chauds ;

Obſervations ſur les maladies des Nègres ; *par le même Auteur.*